CONTRIBUTION A L'ÉTUDE

DE LA

NÉPHRITE INFECTIEUSE

DANS L'ÉRYSIPÈLE DE LA FACE

PAR

JULES BLECHMANN
Docteur en médecine de la Faculté de Paris.

PARIS
OLLIER-HENRY, LIBRAIRIE MÉDICALE
13, RUE DE L'ÉCOLE-DE-MÉDECINE.

1883

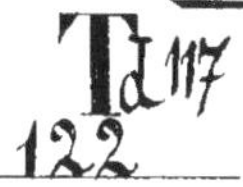

CONTRIBUTION A L'ÉTUDE

DE LA

NÉPHRITE INFECTIEUSE

DANS L'ÉRYSIPÈLE DE LA FACE

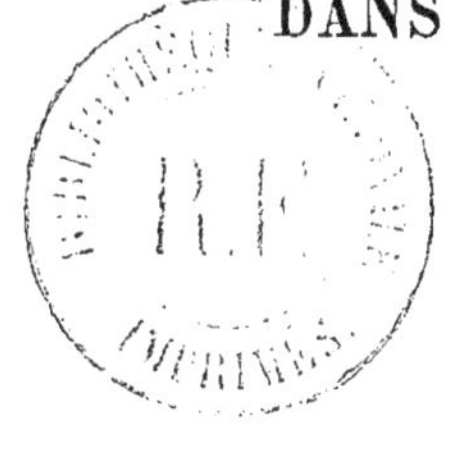

PAR

Jules BLECHMANN
Docteur en médecine de la Faculté de Paris.

PARIS
OLLIER-HENRY, LIBRAIRIE MÉDICALE
13, rue de l'École-de-Médecine.

1883

CONTRIBUTION A L'ÉTUDE

DE LA

NÉPHRITE INFECTIEUSE

DANS

L'ÉRYSIPÈLE DE LA FACE

PREFACE.

Le sujet, que nous entreprenons de traiter, présente quelque nouveauté. Ce n'est pas à dire qu'aucun travail n'existe encore sur l'albuminurie dans le cours de l'érysipèle. Mais dans aucun de ces travaux, la néphrite n'est envisagée au point de vue parasitaire. Cette complication de l'érysipèle, parfaitement décrite en elle-même, nous a paru incomplètement étudiée au point de vue de sa pathogénie. Les recherches publiés par bon nombre d'auteurs sur la néphrite dans le cours des maladies infectieuses, ont montré sous un nouveau jour l'histoire des néphrites.

La néphrite érysipélateuse entre forcément dans le grand cadre des néphrites infectieuses et nous avons cru que quelques recherches sur la question étaient susceptibles de présenter de l'intérêt.

Voici comment nous avons divisé notre travail :

Après un chapitre d'historique portant exclusivement dans sa première partie sur les différentes opinions émises jusqu'à nos jours à propos de la nature de l'érysipèle, et dans sa seconde partie sur l'histoire de l'albuminurie érysipélateuse, nous rapportons la plus grande partie des observations que nous avons collectées dans le but de soutenir les conclusions de notre travail. La plupart de ces observations contiennent les recherches microscopiques qui servent de base à notre thèse.

Cet exposé, sans commentaire, est suivi de l'anatomie pathologique des lésions rénales au cours de l'érysipèle. Vient ensuite un chapitre spécial dans lequel nous avons complété au moyen de nos recherches la symptomatologie de la néphrite érysipélateuse, précédé de la pathogénie et du mécanisme.

Deux chapitres sont ensuite consacrés, l'un à la marche, à la terminaison et à la durée de cette affection; l'autre à son pronostic.

Enfin, nous énonçons nos conclusions.

Nous n'avons pas eu la prétention de décrire complètement, avec beaucoup de détail, l'histoire de la néphrite de l'érysipèle. Cette histoire ne différe d'ailleurs que peu de celle des néphrites survenant dans les autres maladies infectieuses.

C'eût été répéter sans mérite ce que notre cher maître et savant professeur M. Ch. Bouchard a magistralement exposé en retraçant l'histoire des néphrites infectieuses (Congrès de Londres).

Nous avons étudié cette néphrite infectieuse dans un cas particulier, l'érysipèle, nous avons complété son histoire en discutant quelques-uns de ses points et en ajoutant nos observations à celles qu'on a déjà publiées sur l'albuminurie érysipélateuse.

Si nous sommes parvenu à ajouter quelques détails intéressants au chapitre des néphrites infectieuses, en général, et à l'histoire de l'érysipèle, en particulier, nous nous estimerons fort heureux de ce résultat.

Nous nous sommes aidé dans ce travail d'un certain nombre de publications; nous avons pris également conseil d'éminents professeurs et des médecins des hôpitaux, MM. les professeurs Bouchard, Brouardel, Duguet, Landouzy; MM. Rathery et Moutard-Martin; qu'il nous soit permis de remercier publiquement M. Bouchard, notre cher maître et éminent professeur, pour le sympathique empressement qu'il a mis à nous ouvrir son service et à nous prodiguer ses excellents conseils, et a bien voulu de présider notre thèse; qu'il veuille bien agréer le témoignage de notre plus profonde reconnaissance.

Nous prions aussi M. le professeur Landouzy de recevoir nos plus sincères remerciements pour l'accueil qu'il nous a fait dans son service, où il nous a laissé la liberté de recueillir une partie de nos observations, et nous prions également M. Brouardel, Duguet, Rathery et Moutard-Martin, d'agréer l'expression de notre profonde gratitude pour les bons conseils qu'ils nous ont donnés. Remercions enfin notre ami, M. Legrain, externe des hôpitaux, auquel nous devons plusieurs de nos observations.

Nous n'ignorons pas combien notre modeste travail

doit être incomplet et imparfait. Ce n'est pas, en effet, avec un nombre aussi restreint d'observations qu'on peut prétendre à porter une vive lumière sur des questions aussi ardues que celles de la pathologie générale. Nous livrons notre travail tel qu'il est, parce que des circonstances malheureuses nous forcent à clore ici la série de nos recherches, mais nous croyons que, sans résoudre absolument la question que nous avons soulevée, il peut rendre quelques services. Les observations que nous y rapportons seront autant de faits acquis qui simplifieront sans doute des recherches ultérieures.

Disons avant de terminer, et pour n'y plus revenir, que nous avons apporté dans l'examen des urines, comme des liquides de l'économie, toutes les précautions nécessaires pour nous éviter des objections au point de vue du manuel opératoire. Nous avons évité par tous les moyens appropriés, l'envahissement, soit des instruments d'expérience, soit des liquides à examiner, par les organismes de l'air.

Le sang a été recueilli avec une lancette préalablement passée à la flamme de l'alcool et après lavage à l'eau phéniquée de la partie que nous allions piquer. Il en est de même pour la sérosité des phlyctènes.

Les urines des hommes ont été recueillies dans des verres à moi, tout d'abord passé par la flamme; le premier jet d'urine recueilli dans un verre spécial n'a pas été utilisé. Quant aux urines des femmes, elles ont été puisées directement dans la vessie avec des sondes métalliques brûlées à la lampe.

HISTORIQUE.

I. Toutes les idées des anciens auteurs sur la nature de l'érysipèle découlent de la simple observation des faits bruts, de la lésion de la peau et du tissu sous-cutané.

Aucune idée générale n'est mélangée à ces théories.

Successivement l'érysipèle est une inflammation due à un afflux de sang dans la partie avec Hippocrate ; un afflux de bile et de sang pour Galien, 195 de l'ère chrétienne, et pour tous ses successeurs jusqu'à Ambroise Paré (1575).

Les humeurs de l'économie, en particulier la bile, surtout l'atrabile et le sang, réagissant de certaine façon, se partagent la pathogénie de l'érysipèle. Même après Paré, on rencontre encore bon nombre de partisans des idées de Galien. Sydenham y souscrit complètement en 1676. Il faut arriver jusqu'à Lorry, en 1777, pour trouver la première idée de contagion,

En 1780, Unterwood commence à faire jouer à des miasmes délétères un rôle considérable dans la pathogénie de l'affection érysipélateuse.

C'est la première fois que l'on admet un agent extérieur à l'organisme humain comme cause possible de l'érysipèle. Après cet auteur on retrouve encore dans l'histoire de cette affection quelques défenseurs des anciennes idées : c'est toujours le foie qui est en cause.

Ce n'est que dans notre siècle que la théorie ancienne cesse complètement d'être soutenue.

En 1800, Wells affirme ce que Lorry n'avait fait que soupçonner, à savoir que l'érysipèle est un exanthème transmissible d'un individu à un autre.

Georges Hume admet que l'érysipèle est une maladie sui generis reconnaissant pour cause une disposition particulière.

En 1836, Lepelletier de la Sarthe distingue l'inflammation « qui n'est qu'une maladie purement locale de la phlegmasie érysipélateuse, qui n'est qu'une manifestation locale d'une maladie générale. »

En 1841, Velpeau proclame la spécificité de l'érysipèle :

« L'érysipèle, dit-il, peut se développer sur toute région du corps et sous l'influence des causes les plus diverses; néanmoins il y a toujours une cause interne, une cause générale. On ne peut faire naître à volonté un érysipèle et, quand il s'est déclaré, on ne peut l'empêcher de marcher, de parcourir ses périodes. Ceci prouve bien qu'il y a une cause inconnue qui régit sa naissance et son évolution. »

Dans le Dictionnaire en trente volumes, Chomel et Blache s'expriment ainsi : « L'érysipèle n'est jamais le résultat d'une cause externe ou, du moins, si quelquefois une cause externe concourt à sa production, elle n'a qu'une part secondaire à son développement : elle suppose le concours d'une cause interne, d'une disposition particulière que nous ne connaissons pas. Cette condition particulière est pour nous la prédisposition. »

Pour Bouillaud (1846), l'érysipèle est une inflammation de la peau. Il admet de plus comme cause de l'épidémicité de cette affection un état infectieux du sang résultant de l'absorption de miasmes extérieurs, ou bien de principes infectieux absorbés à l'intérieur du corps.

Piorry soutient la même opinion : l'érysipèle est une dermite septique d'origine traumatique, due à l'absorption par la peau d'un poison septique,

La théorie de l'infection et de la spécificité de l'erysipèle est aussi soutenue par Trousseau en 1873 (Clinique médicale) et, antérieurement, par Edouard Labbé, en 1858.

Depuis ces auteurs jusqu'à nos jours la théorie infectieuse de l'érysipèle progresse de pair avec les idées microbiennes. La contagion est admise à peu près par tout le monde. Cette idée de contagion suppose un poison, un contage, et si l'érysipèle est la conséquence de l'absorption de ce principe, il faut admettre une porte d'entrée, une solution de continuité si petite qu'elle soit pour comprendre sa pénétration dans l'organisme. Trousseau fait de cette solution de continuité une condition en quelque sorte indispensable à la genèse de l'érysipèle.

La plupart des auteurs déclarent d'ailleurs qu'ils ignorent la nature du poison ; des recherches spéciales sur ce sujet ne sont entreprises qu'en 1868 par Hueter et Nepveu, et en 1873 par Orth.

Ces auteurs posent alors les fondements de la théorie parasitaire de l'érysipèle. Depuis cette époque d'autres recherches ont été faites par nombre d'auteurs, et la doctrine parasitaire de l'affection s'est trouvée peu à peu confirmée.

Hueter, en 1868, signale, le premier, l'agent infectieux de l'érysipèle. Puis, le 24 février de la même année, Nepveu fait connaître des résultats analogues. Ils décrivent l'un et l'autre une bactérie de *forme sphérique* qu'ils comparent au *bacterium punctum.*

Wilde, en 1872, déclare qu'il a toujours vu dans le sang de la plaque érysipélateuse un micrococcus qui se trouvait au sein du pus baignant la plaie qui avait servi de point de départ à la phlegmasie.

En 1873, par une remarquable coïncidence dans les faits, Orth constate dans un liquide qu'il examinait, sans connaître sa provenance, les mêmes organismes déjà décrits antérieurement comme spécifiques de l'érysipèle.

Il se trouvait précisément que ce liquide provenait d'une phlyctène érysipélateuse.

Pitoy, dans sa thèse de 1873, constate également les bactéries de l'érysipèle.

En 1876, notre cher maître, M. le professeur Bouchard, trouve dans le liquide des phlyctènes érysipélateuses les mêmes bactéries sphériques libres et associées deux à deux.

Enfin, le plus récent travail sur la question, est celui du Dr Dupeyrat (thèse de Paris, 1881), où l'auteur renouvelle les expériences de Orth qu'il confirme. Il décrit la bactérie et indique les signes qui la différencient des autres éléments figurés. Ces bactéries sont des champignons de la classe des schyzomycètes, genre bacteriacées, tribu des microsphères.

Elles se présentent sous divers aspects : tantôt en forme de grains arrondis, isolés ou réunis, tantôt comme des tubes plusieurs fois étranglés. Les trois premières conclusions de l'auteur sont les suivantes :

1° L'érysipèle est produit par un élément figuré ;

2° Cet élément est le seul actif dans la genèse de l'érysipèle ;

3° Cet élément est une bactérie sphérique (*bacterium punctum*) isolée ou réunie en chapelet, mais toujours immobile.

Telle est, tracée à grands traits, l'histoire de la pathogénie de l'érysipèle. Nous avons cru devoir la rapporter ici, comme introduction nécessaire à celle de la néphrite infectieuse dont nous nous occuperons spécialement.

En résumé, l'histoire de la pathogénie de l'érysipèle se partage en deux grandes périodes principales :

1° Une ancienne s'arrêtant au commencement de notre siècle et pendant laquelle on ne songe pas à faire intervenir un élément extérieur, un élément d'infection ;

2° La période actuelle ou d'infection, où les auteurs tendent à établir d'une façon définitive le rôle des organismes infectieux dans la genèse de l'érysipèle.

II. Les troubles urinaires, dont nous occupons spécialement dans ce travail, n'ont naturellement pas été signalés dans l'histoire de l'érysipèle de la face, dans cette longue période de temps qui a précédé la naissance de l'urologie médicale. Dès que l'on eut l'idée qu'une maladie pouvait être générale, c'est-à-dire présenter des manifestations nombreuses du côté des différents organes de l'économie, on eut aussi l'idée d'interroger l'état des reins, en examinant les urines. Le retentissement des maladies dites infectieuses sur les différents organes, en particulier sur les reins a été établi d'une façon certaine pour un grand nombre de maladies. Les travaux entrepris sur ce sujet à propos de la fièvre typhoïde, par exemple, sont nombreux. Tous ces travaux ont conduit leurs auteurs à admettre une catégorie nouvelle de néphrites, présentant des caractères tout à fait spéciaux et parfaitement distincts ; les *néphrites infectieuses* dont M. le professeur Bouchard a décrit l'histoire d'une façon complète dans sa communication au congrès de Londres en 1881. (Revue mensuelle de médecine, 1881).

La recherche de l'albumine dans l'urine des érysipélateux ne remonte pas encore bien loin. Il faut arriver jusqu'à Becquerel pour trouver signalée l'albuminurie dans le cours de l'érysipèle. Avant lui, les seules complications observées et pouvant se rattacher à des troubles dans les fonctions du rein, sont les anasarques et les hydropisies.

« Les urines, dit Becquerel, dans son Traité de séméiotique des urines, paru en 1841, lorsque l'érysipèle s'accompagne de fièvre, ce qui est le plus commun, prennent les caractères fébriles ; c'est une des maladies dans lesquelles ces caractères sont les plus tranchés. Dans deux cas on trouva une petite quantité d'albumine dans l'urine.

Abeille, en 1850, signale quatre cas d'érysipèles très étendus de la face et du cuir chevelu s'accompagnant d'albuminurie. Bien que l'auteur pense que cette albuminurie ne saurait indiquer aucune altération précise des reins, il note cependant des caractères particuliers à l'albumine dans ces différents cas : les flocons albumineux plus ou moins épais et tenus en suspension dans le liquide, se précipitent plus difficilement, conservent une teinte ombrée ou diversement colorée, mais ils n'offrent jamais cette blancheur lactescente qu'ils présentent dans la maladie de Bright.

En 1852, Begbie (Medical Times) trouve dans les urines de quelques érysipélateux une petite quantité d'albumine et une quantité notable d'épithélium.

En 1857, Imbert Gourbeyre, professeur à l'école de médecine de Clermont, signale comme complication possible, mais rare, de l'érysipèle de la face « une albuminurie fugace et passagère qu'on a appelée critique. « Mais pour lui, c'est généralement une fausse albuminurie produite par la précipitation des urates de l'urine, et qui s'évanouit par l'application de la chaleur.

Par contre, en 1859, Thoinnet, dans sa thèse, soupçonne que l'albuminurie est beaucoup plus fréquente qu'on ne le croit. Elle constituerait même un symptôme grave, indiquant une altération générale du sang et des liquides de l'économie. Ce qui revient à exprimer que cette albuminurie est elle-même infectieuse.

Depuis cette époque, l'attention attirée de plus en plus sur l'état des urines dans les maladies infectieuses, a été portée plus spécialement sur les relations pouvant exister entre l'albuminurie et l'érysipèle. Cette relation a été signalée par presque tous les auteurs avec des interprétations diverses.

En 1876 paraissent deux thèses sur ce sujet. Dans l'une, le Dr Sigaud se résume en disant : « L'albuminurie dans l'érysipèle et la lymphangite est plus fréquente qu'on ne le croit généralement, elle aggrave la situation présente par la cause d'affaiblissement qu'elle vient ajouter à tant d'autres, elle produit une anémie grave par les pertes qu'elle fait subir à l'organisme; en second lieu, elle est d'un pronostic grave pour l'avenir, car elle peut devenir la cause du mal de Bright. »

Dans l'autre thèse, M. le Dr Revouy conclut entre autres choses : « L'érysipèle peut s'accompagner d'albuminurie. Celle-ci est toujours le symptôme d'une lésion rénale ; cette complication s'explique par la nature septicémique de l'érysipèle. »

Enfin, M. le professeur Bouchard, dans sa communication au Congrès de Londres en 1881, sur les néphrites infectieuses, signale ces dernières comme complication de l'érysipèle.

Après avoir dit que dans les urines des typhiques il avait constaté la présence de bactéries dont les caractères rappelaient exactement ceux des bactéries observées dans le sang, il ajoute qu'il a fait les mêmes constatations dans un grand nombre de maladies infectieuses parmi lesquelles il cite l'érysipèle.

Tel est l'état de la science sur la question de l'albuminurie au cours de l'érysipèle.

Certains auteurs pensent que cette albuminurie ne tient en rien à un état pathologique de la glande rénale, mais qu'elle est due soit à l'hyperthermie, soit à des modifications circulatoires apportées dans le rein par la fièvre et par l'état dyscrasique du sang.

Certains, comme M. le professeur Jaccoud, estiment que l'albuminurie est due à la suspension des fonctions cutanées. (Thèse de doctorat, 1860.)

D'autres pensent que l'albuminurie répond ici comme dans les autres maladies reconnues infectieuses, à une véritable lésion du rein, due à l'élimination du poison par cet émonctoire; en un mot qu'il y a néphrite et néphrite infectieuse caractérisée anatomiquement par les lésions décrites en général dans les reins infectieux.

Nous avons pu réunir quelques observations dans lesquelles nous avons examiné les urines au microscope ; pensant trouver dans ces recherches un moyen de jeter quelque jour sur la question, nous avons recherché s'il y avait néphrite, et ensuite néphrite infectieuse.

Nous avons examiné en même temps dans quelques cas la sérosité des phlyctènes développées à la face et nous avons été assez heureux pour rencontrer dans ce liquide les mêmes organismes que dans l'urine. Ce sont les résultats de ces recherches que nous allons exposer.

OBSERVATIONS.

Observation I.

(Communiquée par M. Legrain, externe des hôpitaux).

Erysipèle de la face. Albuminurie. Guérison.

X..., 25 ans, entre à l'hôpital le 2 décembre. Antécédents nuls. Premier érysipèle ayant débuté il y a quatre jours par les joues. Rougeur et gonflement œdémateux, céphalalgie violente, fièvre, inappétence, diarrhée.

Etat actuel. — A l'entrée du malade, les parties suivantes sont encore envahies par la rougeur et le gonflement : yeux, joues, nez. Le menton reste indemne, gros ganglions tuméfiés et douloureux sous le maxillaire inférieur. Céphalalgie violente.

Fièvre. — Tempér. 40,5, pouls fréquent, légèrement dicrote. Langue très fortement saburrale, inappétence, soif vive, constipation. Cœur normal. Battements un peu précipités. Poumons normaux.

Urines. — Albumine rétractile à grains moyens, en quantité très notable.

4 décembre. — T. R. m. 40,2; s. 40,5. La rougeur n'a pas augmenté.

Le 5. T. R. m. 39,8; s. 40. La rougeur est moins intense. Les yeux se découvrent. Desquamation à la limite du gonflement. Langue bonne.

Urines. — Albumine rétractile en même quantité.

Le 6. T. R. m. 38; s. 39,3. La rougeur a presque complètement disparu. Gonflement encore très appréciable. Albumine en quantité égale.

Le 7. T. R. m. 37,5; s. 37. Desquamation générale. Encore un peu de gonflement. Plus de rougeur.

Le 8. T. R. m. 37,5; s. 37,7. Albumine en quantité moindre. La rétractilité est encore appréciable.

Le 9. Etat général très bon. La quantité d'albumine décroît rapidement.

Le 10. Encore un louche appréciable dans l'urine.

Le 12. Pas d'albumine.

Le 13. Pas d'albumine. Départ du malade.

Observation II.

(Recueillie par M. Legrain, externe des hôpitaux).

Erysipèle dans la convalescence de la fièvre typhoïde. Albuminurie. Guérison.

P..., commissionnaire, 49 ans. Entre à l'hôpital le 19 octobre. Pas de maladies antérieures. Malade depuis quinze jours. Début par chaud et froid, malaises, courbature, toux, mal de gorge, céphalalgie très violente, fièvre, perte d'appétit, diarrhée très intense. Pas d'épistaxis. T. R. le soir de l'entrée 40,4.

Etat actuel. — 20 octobre. Ulcération très nette au niveau du point de jonction des deux piliers gauches du voile du palais. Pas de gêne de la déglutition. Pas d'engorgement des ganglions sous-maxillaires. Céphalalgie violente. Langue sèche, saburrale, peu rouge sur les bords, ventre un peu gros, ni gargouillement, ni tympanisme, ni douleur à la pression. Pas de taches.

Fièvre. Pouls fréquent. T. R. 40 ; 39,8. Poumons et cœur normaux.

Urines. — Albumine rétractile en notable quantité.

Le 21. Céphalalgie persistante. Diarrhée intense. Les symptômes du côté de l'isthme du gosier s'amendent. T. R. 38,8; 4°,4.

Le 22. Albumine rétractile en quantité notable. Ventre ballonné, gargouillement, diarrhée. T. R. 40; 39,7.

Le 23. Mêmes signes, fièvre intense. T. R. 39,2; 0.

Le 24. Hémorrhagie intestinale peu abondante hier soir. T. R. 39,9.

Le 25. Albumine rétractile en très grande quantité. T. R. 40; 39,8.

Le 26. Taches rosées. Le soir, le malade est pris d'une attaque épileptiforme, accompagnée de contracture des membres, les yeux sont hagards. Durée de l'accès très courte. Après l'accès, élévation thermique considérable. T. R. 38,2 ; 40,9

Le 27. T. R. 39,4; 40.

Le 28. Albumine rétractile. T. R. 39,7 ; 40,3.

Le 29. L'état général se relève. Langue bonne. Pas de céphalalgie. T. R. 39,6 ; 39,8.

Le 30. La diarrhée s'apaise. Même quantité d'albumine. T. R. 39,4; 39,5.

Du 1er novembre au 8. L'état général continue à se relever. L'urination est très abondante et oscille entre 1 litre 1/2 et 3 litres ; l'urine contient de moins en moins d'albumine toujours rétractile.

Le 10. Amélioration très notable. Très peu de fièvre. L'albumine n'existe plus qu'à l'état de louche très léger. T. R. 37,6; 38,4.

Le 13. Œufs, potages. Plus de fièvre. Albumine en très petite quantité. T. R. 37,5; 37,7.

Le 15. Alimentation. Plus d'albumine. Le malade entre en convalescence.

Le 16. Une rougeur érysipélateuse apparaît tout à coup autour du nez. Rebord saillant très net. Engorgement des ganglions du cou. Les urines qui, la veille, étaient parfaitement limpides sous l'action des réactifs, présentent maintenant une quantité très notable d'albumine rétractile. T. R. 39,2 ; 39,4.

Le 17. L'érysipèle a envahi les deux joues et les paupières. Le gonflement est plus considérable qu'hier. T. R. 38,4; 39,5.

Le 18. Albumine rétractile en même quantité. T. R. 38,7; 39,6.

Le 19. Etat stationnaire. L'érysipèle est dans toute son intensité. T. R. 38,6; 39,3.

Le 20. T. R. 39,2; 39,4.

Le 21. Rougeur moins vive. Albumine rétractile en quantité très notable. T. R. 38 ; 38,7.

Le 22. La rougeur disparaît. Le gonflement s'affaisse. Desquamation en quelques points. T. R. 38,5; 38.

Le 23. Nouvelle poussée érysipélateuse sur les deux joues. Albumine en quantité moindre. T. R. 37,7; 39,1.

Le 24. L'albuminurie sensiblement diminue. Desquamation. T. R. 37,5; 37,7.

Le 25. Plus de rougeur. Encore du gonflement. Plus de fièvre. Alimentation. T. R. 37,4; 38,1.

Le 26. L'albumine continue à disparaître graduellement. T. R. 35,9.

Le 30. L'albumine a presque complètement disparu. Convalescence définitive.

3 décembre. Traces à peine sensibles d'albumine.

Le 6 L'albumine a complètement disparu.

Le 12. Départ du malade.

Observation III.

(Communiquée par M. Legrain, externe des hôpitaux).

Erysipèle de la face. Albuminurie. Organismes dans l'urine. Guérison.

La nommée X... (Amélie), 54 ans, matelassière, entre à l'hôpital, le 14 avril 1882. Antécédents personnels : Il y a deux ans, érythème noueux. Enflure des jambes et successivement de toutes les parties du corps avec battements de cœur. Ménopause il y a deux ans. Il y a quinze jours, début d'un érysipèle de la face. Trois jours après, point de côté survenu subitement dans les derniers espaces intercostaux à droite.

Etat actuel. — L'érysipèle date déjà de quinze jours, de sorte que la période d'acuité a échappé à notre observation. Il reste néanmoins encore des traces très nettes de l'affection. Le gonflement érysipélateux a complètement disparu. Il ne reste que quelques rougeurs sur le front et sur les joues, quelques croûtes et une desquamation assez abondante des parties. Douleur extrêmement vive à la pression au creux épigastrique, tout le long du bord libre des fausses côtes et dans la région lombaire. Langue très rouge sur le milieu. Pas de perte d'appétit. Diarrhée depuis le commencement de l'érysipèle. Toux, essoufflement, surtout en montant les escaliers. Pas d'enflure des jambes. A l'auscultation, le choc de la pointe du cœur n'est pas perçu, premier temps très sourd, pas de souffle. A la base, bruits très sourds et très peu nets. Matité précordiale assez étendue. Pouls très petit, filant sous le doigt, très dépressible. Réaction fébrile nulle.

Urines. — Albumine rétractile.

16 avril. La desquamation continue. La quantité d'albumine a singulièrement augmenté depuis hier.

Le 18. La quantité d'albumine a encore augmenté. Au microscope, on constate la présence d'une assez grande quantité de micro-organismes de forme sphérique, sans mouvements, des cellules épithéliales et quelques cylindres.

Le 21. On constate encore la présence des mêmes organismes

dans l'urine. La quantité d'albumine semble avoir un peu diminué, les formes élémentaires également.

Le 25. Albumine rétractile en quantité moindre.

Le 28. La rougeur de la face a complètement disparu. Quelques points desquament encore çà et là.

Le 30. L'albumine a très notablement diminué. Mêmes organismes en quantité infiniment moindre.

3 mai. L'albumine disparaît de plus en plus. Pas d'organismes.

Le 4. Traces d'albumine.

Le 8. Etat général très satisfaisant. L'albumine a complètement disparu.

Observation IV (Personnelle).

(Recueillie dans le service de M. Landouzy).

Erysipèle de la face. Néphrite. Organismes dans le sang et dans l'urine. — Guérison.

Amélie J..., 26 ans, entrée à l'hôpital de la Charité, le 11 septembre 1882.

Antécédents héréditaires. — Père mort, alcoolique, à 41 ans. Mère morte subitement. Celle-ci a eu au printemps des trois dernières années de sa vie un érysipèle de la face.

Antécédents personnels. — Pas de maladie de l'enfance. Bien réglée depuis quatorze ans.

En 1877, accouche d'une fille bien portante, morte un mois après d'un catarrhe intestinal. Deux mois après, elle entre à l'hôpital pour une fièvre typhoïde. Il y a quatre jours, douleur de gorge, malaise, céphalalgie, bourdonnements d'oreilles, diarrhée, fièvre intense, insomnie.

Le 10 septembre. Au matin, deux jours après, le nez devient rouge, le mal de gorge s'accentue et la déglutition est difficile. Pas d'appétit, vomissements bilieux, maux de reins. Epistaxis légère. Le soir, le nez était plus rouge. Insomnie, fièvre intense.

Le 11. Même état général, l'érysipèle s'étend à la joue gauche; la malade entre à l'hôpital.

Le 12. *Etat actuel.*—Nez et joue gauche envahie par l'érysipèle, bourrelet très prononcé, ganglion sous-maxillaire gonflé et douloureux. Gorge très rouge, amygdales très saillantes, langue blanche. Inappétence, nausées, vomissements, diarrhée. T. m. 38,2; s. 38. L'urine présente une réaction acide, elle est rougeâtre et ne dépose pas. Traitée par le réactif Tanret, l'acide picrique et par la chaleur, elle ne contient pas d'albumine. Au microscope, rien à signaler.

Les 13 et 14. L'érysipèle s'est étendu sur toute la figure, à l'exception du menton. T. m. 39,4; s. 38,2. Pouls 96. Cœur normal. L'urine contient un louche d'albumine paraissant non rétractile. Avec le microscope, on voit quelques cellules épithéliales.

Du 15 au 17, l'érysipèle envahit le cuir chevelu, puis la joue gauche commence à desquamer. Etat général amélioré. Plus de mal de gorge. T. m. 38,3; s. 38.

Urines. — Réaction acide. Albumine rétractile en notable quantité (le quart du volume de l'urine). Au microscope, on voit des cylindres granuleux, des cellules épithéliales, et des bactéries sphériques isolées, immobiles, en quantité considérable. Quelques hématies. Le sang obtenu par la piqûre au bout du doigt contient ces mêmes bactéries isolées et immobiles, au nombre de 15 sur une préparation.

Du 18 au 20. La desquamation se fait sur toute la figure. Etat général bon, pas de fièvre, langue blanche, diarrhée.

Urines. — Quantité d'albumine rétractile augmentée d'un quart. Microscope : Le nombre des cylindres granuleux a également augmenté, on constate les mêmes bactéries.

Du 20 au 23. Etat général bon. Même quantité d'albumine rétractile. L'examen microscopique donne les mêmes résultats. L'examen du sang démontre toujours la présence des bactéries au milieu des globules.

Le 25. L'albuminurie a diminué.

Du 25 au 27. L'albuminurie diminue progressivement. Au microscope, on constate encore la présence de quelques cellules épithéliales et de deux cylindres granuleux, mais il n'y a aucun microbe, pas plus que dans le sang.

Du 27 au 29. L'albuminurie disparaît totalement.

Observation V.

(Communiquée par M. Legrain, externe des hôpitaux).

Erysipèle de la face. Néphrite très intense. Urémie. Eclampsie. Organismes dans l'urine. Guérison.

Marie S..., 18 ans, domestique, entre à l'hôpital Lariboisière, service de M. Bouchard, le 21 avril 1882. Le début de la maladie remonte à quatre jours. Rougeur et gonflement érysipélateux ayant envahi successivement le nez, les joues, puis les paupières. Céphalalgie violente, fièvre intense, inappétence, soif vive. Constipation.

Le 21. *Etat actuel.* — L'érysipèle est dans toute son intensité. La rougeur est livide, et limitée par un bourrelet saillant. Gonflement œdémateux très douloureux. Gros ganglions très durs et très douloureux sous le maxillaire inférieur. Langue sale, inappétence, constipation.

Fièvre. T. R. soir 41,5.

Urines. — Albumine rétractile en quantité notable.

Le 22. Même état. Les ganglions sont plus gros qu'hier, la région cervicale est complètement déformée et ressemble à celle d'un malade atteint d'une tumeur énorme de la parotide. Cette tumeur est indolore. T. R. 38,4; 38. Desquamation légère sur la joue droite.

Urines. — Albumine en quantité moindre.

Du 23 au 25. La rougeur et la desquamation s'affaissent autour des yeux. Desquamation active. Le gonflement ganglionnaire, tombé à droite, est plus prononcé de l'autre côté.

Urines. — La quantité d'albumine a diminué encore.

Le 23. T. R. 39.8, 39.

Le 14. T. R. 39.2, 39.

Du 25 au 28. Plus de rougeur. Le gonflement seul persiste, quoique beaucoup moins prononcé. Desquamation sur tous les points Apyrexie. Presque plus d'albumine.

Le 25. T. R. 38,9 ; 39,3.

Le 26. T. R. 38,2 ; 38.

Le 27. T. R. 38,2; 37,4.

Le 28. T. R. 37.

Le 29. Rechute. Les mêmes parties sont de nouveau envahies par la rougeur et le gonflement. L'albumine apparaît de nouveau en quantité très notable dans l'urine. T. R. s. 40.

Du 30 avril au 1er mai. Même état. Fièvre sans délire.

Le 30. T. R. 39,2; 38,8.

1er mai. T. R. 40,6; 40,9.

Le 2. La fièvre est tombée. La moitié droite de la face est seule envahie par la rougeur et le gonflement. Desquamation assez active aux autres points. T. R. 37,4; 49. Albumine rétractile en quantité un peu plus grande qu'hier. Au microscope, cylindres granuleux en quantité considérable, contenant des organismes sphériques, Bactéries sphériques, isolées, immobiles et réunies deux à deux en nombre considérable dans le liquide environnant.

Le 3. Albumine rétractile en quantité encore plus considérable. La moitié gauche de la face est de uouveau envahie. Délire violent, T. R. 37,3; 38.

Les 4 et 5. La rougeur tombe. Le gonflement œdémateux persiste au même degré. Desquamation en plusieurs points. Albumine rétractile en quantité *toujours croissante*. Mêmes caractères microscopiques de l'urine.

Le 4. T. R. 38,7; 38,2.

Le 5. T. R. 37,7; 38.

Le 6. T. R. 37,4; 38,2.

Le 7. Même état. Albumine rétractile en quantité de plus en plus considérable. T. R. 38.

Le 8. Plus de rougeur. Aucun amendement du gonflement. Desquamation assez abondante. L'urine est formée en presque totalité par de l'albumine. T. R. 38,4; 38,8. Signes d'urémie : céphalalgie, amblyopie, vomissements verts porracés. Traitement : eau de vie allemande. Régime lacté intégral.

Le 9. Depuis hier la malade a eu trois attaques d'éclampsie qui ont nécessité l'intervention de l'interne de garde. Convulsion cloniques durant encore au moment de la visite. T. R. 39,8; 39,5. Etat subcomateux. Perte de connaissance. Dyspnée intense. Les urines sont constamment répandues dans le lit et ne peuvent être examinées. Traitement : bromure de potassium

8 gr., bain de vapeur, eau de vie allemande, ventouse de Junod si l'état persiste.

Le 10. La malade est sortie hier soir de son état comateux. Amblyopie presque complète. Pas de céphalalgie. Vomissements porracés. Deux selles non diarrhéiques. T. R. 38; 37,4. Le bain de vapeur n'a pas produit de diaphorèse. Injection de pilocarpine au 1/50. Anurie presque complète. Le peu d'urine obtenue pendant les mictions contient une quantité énorme d'albumine, et les mêmes organismes déjà décrit, en quantité véritablement surprenante. Gonflement moindre de la face. Desquamation abondante.

Le 11. La pilocarpine a produit une sudation abondante. 1 litre d'urine un peu colorée. Albumine en même quantité. Mêmes caractères microscopiques. Pas d'amblyopie. Pas de fièvre. Temp. R. 38,2; 37,8. Etat général assez satisfaisant. Traitement : bromure de potassium 5 gr., injection de pilocarpine.

Le 12. Quantité normale d'urine, de coloration rougeâtre. Albumine en même quantité. Au microscope, globules rouges en quantité notable, cylindres rénaux granuleux. Bactéries sphériques. Le gonflement de la face diminue, la desquamation est très active. Vomissements alimentaires. L'époque des règles est arrivée depuis plusieurs jours et les règles n'ont pas paru. Traitement :omure de potassium 4 gr., injection de pilocarpine. T. R. 38,6; 37,8.

Le 13. Nouvelle poussée érysipélateuse sur la joue droite. T. 37°,6, 37°,8. Urine plus rouge. Chiffre normal. Albumine rétractile en quantité un peu moindre. Hématies plus nombreuses.

Le 14. T. R. 38; 37,8.

Le 15. La rougeur a complètement disparu. Bouffissure du visage encore très nette. T. R. 37,6; 37,8. L'albuminurie a très sensiblement diminué.

Le 16. Diminution constante et progressive de l'albuminurie. T. R. 37,6; 37,1. Bouffissure moindre.

Le 17. Le gonflement s'affaisse de plus en plus. Le nombre des bactéries est beaucoup moins considérable dans l'urine. T. R. 37; 36,4.

Le 20. Etat très satisfaisant Encore un peu d'albumine.

Le 22. La bouffissure de la face a disparu. Desquamation générale, presque terminée. Presque plus d'albumine.

Le 24. L'albumine a complètement disparu. La convalescence s'établit d'une façon définitive.

Observation VI.

(Communiquée par M. Psaray).

Erysipèle de la face, à la suite d'une fièvre typhoïde. Albumine apparaissant seulement avec l'érysipèle. Guérison.

H..., 25 ans, entre à l'hôpital de la Charité, service du Dr Féréol, le 12 septembre 1882, avec une fièvre continue des mieux caractérisées. La maladie a présenté une forme à peu près commune et a suivi son cours très régulièrement sans incidents ni complications; néanmoins dans ses derniers jours la température était toujours élevée et le malade délirait de temps en temps.

Actuellement (1er octobre) le malade présente sur le dos du nez une plaque érysipélateuse d'un rouge sombre ressemblant à un érythème simple. Ni douleur ni œdème. Aucune aggravation de l'état général qui paraît au contraire amélioré. Pas de céphalalgie. Assez volumineux ganglion dans la région sous-maxillaire gauche.

L'*urine* qui jusqu'à présent ne contenait pas d'albumine en contient aujourd'hui le tiers de son volume. Celle-ci présente la rétractilité la plus nette.

Le 2. La rougeur érysipélateuse occupe toute l'étendue des deux joues et du dos du nez. Même état général. Même quantité d'albumine.

Le 3. L'éruption s'étend vers les tempes avec les mêmes caractères. L'épiderme du nez commence à se détacher. Notable amélioration de l'état général. Température abaissée d'un degré. Urine couleur rouge foncé. Albumine rétractile en quantité considérable.

Le 4. L'érysipèle a gagné les deux régions sous cilières qui sont douloureuses. La desquamation du nez continue et s'étend aux joues.

Le 5. L'érysipèle occupe aujourd'hui l'oreille droite et descend un peu sur le cou du même côté. Etat stationnaire sur la moitié gauche de la face. L'état général se relève de plus en plus. Température normale. Le chiffre de l'albumine diminue.

Le 7. L'érysipèle occupe aujourd'hui la moitié antérieure du cuir chevelu; les autres parties sont en voie de guérison. Etat général excellent. L'albuminurie a notablement diminué.

Le 9. L'érysipèle s'éteint du niveau au cuir chevelu. Desquamation générale. Pas trace d'albumine. Guérison.

Observation VII.

(Communiquée par M. Legrain, externe des hôpitaux).

Erysipèle de la face. Otite externe. Néphrite. Organismes dans l'urine et dans les phlyctènes.

La nommée X..., Charlotte, 28 ans, entre à l'hôpital Lariboisière le 31 mai 1882. Antécédents nuls. Il y a trois jours, un érysipèle débute par les téguments recouvrant la mâchoire inférieure, puis gagne les joues, les paupières et le front. Mal de gorge, fièvre, céphalalgie, maux de reins.

Le 1er juin. *État actuel.* — Fièvre très intense, rougeur et gonflement limité par un bourrelet saillant au niveau des parties déjà énumérées. Petites phlyctènes remplies d'une sérosité roussâtre sur les deux joues. Ganglions sous-maxillaires engorgés et douloureux. Langue très blanche sur le milieu, rouge sur les bords. Inappétence, soif vive, ni diarrhée ni constipation.

Cœur. — Battements précipités. Pas de souffle. Pouls fréquent à 128 p. Rougeur très accentuée du pharynx.

Urines : Albumine rétractile à gros flocons en quantité considérable. Au microscope on constate la présence d'une myriade de bactéries sphériques isolées, immobiles. Quelques tubes. L'examen des phlyctènes permet de constater au sein du liquide les mêmes organismes en nombre considérable.

Le 2. Le gonflement est moindre, les phlyctènes se sont affaissées. Desquamation en quelques points. La langue est encore très sale. Pas de fièvre.

Le 3. La rougeur a presque complètement disparu. Faible gonflement des paupières. Desquamation. Vomissement alimentaire. Albumine rétractile en quantité considérable.

Le 5. La rougeur a totalement disparu. Desquamation abondante.

Le 6. Très bon état général. Apyrexie. Les ganglions ne sont plus engorgés. Albumine en même proportion présentant les mêmes caractères microscopiques qu'au premier jour.

Le 8. L'albuminurie est beaucoup moins intense.

Le 12. Ni rougeur ni gonflement. Desquamation très active. Encore moins d'albumine rétractile. Le microscope révèle dans l'urine encore quelques bactéries.

Le 17. Presque plus d'albumine. Quelques bactéries. La desquamation est presque terminée.

Le 20. Céphalalgie, douleur d'oreille très vive à gauche. Rougeur et gonflement du conduit auditif externe.

Le 21. Les douleurs d'oreille persistent, le gonflement est externe, la rougeur du conduit est très vive. Léger louche dans l'urine. Pas de bactéries.

Le 22. La rougeur a diminué ainsi que le gonflement. Toute trace d'albumine a disparu dans l'urine.

Le 23. Ni douleur ni gonflement du conduit auditif. Encore un peu de rougeur

Le 24. Guérison.

Observation VIII (Personnelle).

(Recueillie dans le service de M. Landouzy.)

Erysipèle de la face. Néphrite concomitante. Microbes dans l'urine et dans le sang,

La nommée Amélie B..., 52 ans, entre à l'hôpital de la Charité, le 25 octobre 1882.

Pas d'antécédents morbides personnels ou héréditaires.

Quelques jours avant son entrée à l'hôpital, faiblesse et malaise général. Perte d'appétit.

24 octobre. Frisson, nausées et vomissements, diarrhée, en même temps le nez devient rouge.

Le 25. En venant à l'hôpital, vertiges, perte de la vue, nausées et vomissements.

Etat actuel. — Le 26. Le nez et la joue gauche sont envahis par l'érysipèle; rougeur et gonflement limité par un bourrelet saillant au niveau de ces parties. Gorge rouge, langue saburrale. Inappétence, diarrhée. T. R. m. 39; s. 38,2.

Louche d'albumine dans l'urine. Au microscope, quelques cellules épithéliales, pas de microbes.

Le 27. L'érysipèle a gagné la moitié gauche de la face. Rebord saillant très prononcé, ganglions sous-maxillaires engorgés et douloureux; gorge rouge, beaucoup de diarrhée. T. R. 38,8; s. 38.

L'urine contient de l'albumine rétractile à gros grains. Au microscope l'urine laisse voir des cellules épithéliales, quelques cylindres granuleux, des microbes libres isolés immobiles parmi les cellules, pas de globules rouges.

L'examen du sang provenant d'une piqûre faite à la cuisse, démontre la présence des mêmes microbes et isolés parmi les globules du sang. Pas de chapelets.

Le 29. L'érysipèle a envahi la moitié droite de la face. La desquamation commence à gauche. Pas de fièvre La malade se plaint de maux de reins. L'urine contient beaucoup d'albumine à gros flocons. Au microscope, cellules épithéliales, cylindres granuleux dans l'intérieur desquels on constate la présence de bactéries sphériques en grand nombre. Bactéries libres dans l'urine, hématies et leucocytes.

Le 31. Desquamation très prononcée sur toute la face. Pas de fièvre. Etat général satisfaisant. L'urine contient plus d'albumine que les jours précédents. L'examen microscopique du sang et de l'urine fournit les mêmes résultats que le 27.

2 novembre. La desquamation est terminée. Pas de fièvre, maux de reins. Mêmes résultats de l'examen des urines au point de vue chimique et physique. Au microscope, cylindres hyalins et granuleux, nombreux organismes isolés. Hématies et leucocytes en grand nombre.

Le 3. Mêmes renseignements.

Le 5. Moins d'albumine, diminution du nombre des bactéries. Le sang est normal.

Le 7. Très peu d'albumine. Au microscope, quelques cellules épithéliales, pas de cylindres, pas de microbes.

Le 9. Simple louche dans l'urine. Le microscope ne montre rien de particulier.

Le 11. L'état général est très satisfaisant. L'urine est redevenue normale.

Observation IX (Personnelle).

(Recueillie dans le service de M. Landouzy).

Erysipèle de la face. Néphrite albumineuse. Microbes dans l'urine et dans les phlyctènes).

Jeanne B..., 27 ans, entre à l'hôpital de la Charité, le 8 novembre 1882.

Antécédents personnels. — Pas mariée, pas d'enfants. Réglée à l'âge de 15 ans, mais pas régulièrement, tous les deux ou trois mois. Scrofule dans l'enfance. Sujette aux bronchites. Fièvre typhoïde il y a deux ans, puis angine rhumatismale.

Antécédents de famille. — Père mort de vieillesse à 70 ans; mère actuellement paralysée; frères et sœurs bien portants. Pas de diathèse.

Il y a trois semaines, amygdalite double terminée par suppuration.

5 novembre. Un érysipèle débute par le nez, pour se propager du côté de la joue gauche, et de là sur l'autre joue. Céphalalgie, maux de gorge, nausées, quelques vomissements bilieux, insomnie, agitation, fièvre intense, courbature.

État actuel. — Le 9. Toute la figure est envahie. Gonflement limité par un rebord très saillant. Ganglions sous-maxillaires gonflés et douloureux. Céphalalgie, douleurs dans le bas-ventre. Langue blanche, inappétence, nausées et vomissements. Gorge rouge. Rien au cœur ni aux poumons. T. R. m 39; s. 38,5.

Rien dans l'urine, ni chimiquement, ni microscopiquement.

Le 11. L'érysipèle a gagné le front et est limité au cuir chevelu. Les deux joues sont occupées çà et là par des phlyctènes. T. R. 38,5; s. 38. Etat général assez bon. La desquamation commence sur quelques points de la joue. Quelques vomissements.

L'urine, d'une réaction acide et d'une couleur brunâtre, laisse déposer au fond du verre.

Examen chimique. — L'acide picrique et le réactif de Tanret, précipitent à froid de gros flocons d'albumine que la chaleur fait immédiatement rétracter. On constate par le microscope, la présence de cellules épithéliales en grand nombre, quelques cylindres granuleux, et parmi tous ces éléments, un nombre considérable de microbes (bacterium punctum) isolés.

Le 12. Etat très satisfaisant. La desquamation se généralise ; ni diarrhée, ni constipation, ni fièvre. L'urine présente les mêmes caractères physiques et chimiques.

Examen de la sérosité des phlyctènes. — Le liquide contient ces mêmes microbes en grand nombre, et parmi eux trois chapelets. L'examen microscopique des urines laisse voir des cellules épithéliales en plus grand nombre, et au milieu d'elles les mêmes organismes que dans le liquide des phlyctènes. Quelques cylindres granuleux dans l'intérieur desquels on constate également la présence des mêmes microbes, de leucocytes et de globules rouges.

Le 14. Etat général très bon. Desquamation générale. L'examen de la sérosité des phlyctènes donne les mêmes résultats. L'urine a une couleur plus foncée. La quantité d'albumine est augmentée des 3/5.

Au microscope : cylindres granuleux en plus grand nombre, organismes libres ou réunis en chapelets de deux et trois grains. Quelques hématies et quelques globules blancs.

L'examen du sang n'a pu être fait à cause du refus de la malade.

Le 16. Etat général très satisfaisant. Les phlyctènes ont fait place à des croûtes Les règles sont arrivées. La desquamation est presque terminée.

Le 19. Diminution notable de l'albuminurie. Au microscope : moins d'éléments anatomiques ; beaucoup moins de microbes, tous isolés.

Le 21. Encore moins d'albumine. Cellules épithéliales ; deux cylindres granuleux seulement. Organismes libres et isolés.

Le 23. L'albumine a presque complètement disparu. Pas de cylindres, pas de microbes; quelques cellules épithéliales.

Le 25. Léger louche d'albumine. Rien au microscope.

Le 27. L'urine est redevenue normale.

Le 29. La malade sort complètement guérie.

Observation X (Personnelle).

(Recueillie dans le service de M. Bouchard).

Erysipèle de la face. Néphrite. Organismes dans l'urine.

La nommée Anne X..., 26 ans, entre à l'hôpital Lariboisière, le 16 décembre 1882.

Aucune maladie antérieure. Pas d'antécédents héréditaires. Bien réglée depuis l'âge de 15 ans.

14 septembre. Frisson, fièvre, mal de tête, rachialgie. Vomissements bilieux, constipation, insomnie.

Le 15. L'oreille droite se couvre d'une rougeur érysipélateuse très douloureuse au toucher. Vers le soir, la rougeur gagne le front, puis les yeux. Cette rougeur s'accompagne de gonflement. Enfin la rougeur gagne la joue droite.

Etat actuel. — Le 17. La moitié droite de la face, à l'exception du menton, est envahie par un érysipèle. Rebord saillant très prononcé; ganglions sous-maxillaires gonflés et douloureux. Langue blanche, inappétence. Gorge rouge. Céphalalgie. Rien au cœur ni au poumon. T. m. 39,0; s. 39,5.

L'urine ne contient pas d'albumine.

Le 18. L'érysipèle s'est propagé à la moitié gauche de la face, en suivant un chemin exactement contraire à celui qu'il avait suivi à droite. T. m. 38,0; s. 39. Pas d'appétit. Langue blanche. L'urine, recueillie dans la vessie au moyen d'une sonde préalablement grillée, contient de l'albumine non rétractile. Rien au microscope.

Le 19. La desquamation commence sur le côté droit. La rougeur est encore très prononcée. Etat général meilleur. Pas de fièvre. L'urine contient de l'albumine rétractile. Au microscope, on y voit quelques cellules épithéliales, pas de microbes.

Le 20. La desquamation est plus prononcée. Etat général satisfaisant. Pas de fièvre.

L'urine contient de l'albumine retractile en quantité considérable. Au microscope, on y voit des cellules épithéliales, des cylindres granuleux, des organismes punctiformes isolés, libres, mobiles quelques-uns, et deux chapelets de deux grains. Quelques leucocytes. Pas de globules rouges. La malade a refusé l'examen du sang.

Le 22. La desquamation est terminée. Etat général assez bon. Pas de fièvre. L'urine, de couleur brunâtre, contient de l'albumine rétractile à gros flocons.

Le microscope y laisse voir des cellules épithéliales, un nombre plus considérable de cylindres granuleux dans l'intérieur desquels on aperçoit des bactéries. Deux cylindres hyalins, les mêmes organismes libres, isolés, en très grand nombre. Plusieurs globules sanguins et des leucocytes.

Le 24. L'examen de l'urine donne les mêmes résultats.

Le 25. L'albuminurie a perdu de son intensité; moins d'éléments figurés.

Le 27. Diminution considérable du chiffre de l'albumine. Quelques cellules épithéliales. Pas de cylindres, ni de microbes.

Le 29. Léger louche dans l'urine. Pas d'éléments figurés ni de microbes.

Le 30. L'urine est tout à fait normale.

Le 31. Guérison. Départ de la malade.

ANATOMIE PATHOLOGIQUE.

Un examen même superficiel de la symptomatologie de l'érysipèle, un simple regard promené sur l'histoire de cette affection, permet de constater l'analogie qui existe entre elle et les maladies infectieuses. Aussi ne sera-t-on pas étonné si les lésions rénales que nous décrirons rapidement sont à peu près les mêmes que celles qu'on observe chaque jour sur les reins infectieux.

« Comme elles (les maladies infectieuses et les fièvres éruptives), dit, en effet, M. Raynaut, l'érysipèle est épidémique et contagieux. De plus, les symptômes généraux ne sont nullement en rapport avec la lésion locale. Il s'accompagne des mêmes complications viscérales. Enfin, dans certains cas où l'érysipèle amène la mort, l'autopsie est négative, ce qui le rapproche encore de ces maladies générales qui tuent par leur virtualité propre. »

M. le Dr Dupeyrat, dans sa thèse, ajoute une autre analogie, qui n'est pas la moins importante, c'est l'identité des périodes. L'érysipèle, en effet, a, comme les fièvres éruptives, quatre périodes : incubation, invasion, période d'état et période de déclin. C'est une maladie à cycle défini, à évolution fatale.

M. Bouchard, dans sa communication au Congrès de Londres, donne une description générale des lésions de la néphrite infectieuse, parce que, dit-il, les différences de nature qui séparent les diverses maladies infectieuses n'imposent pas de différences anatomiques ou symptomatiques à la néphrite infectieuse, qui reste identique à elle-même, quelque soit l'agent infectieux provocateur de la lésion.

Quels sont les caractères anatomo-pathologiques des néphrites érysipélateuses ?

Toutes les lésions décrites par Virchow dans la septicémie, ont été observées dans l'érysipèle grave. Un élève de Weber, Pouflck (1), a trouvé, à l'autopsie, des dégénérescences granulo-graisseuses des reins, du foie, de la rate, des muscles du tronc, du cœur et du revêtement épithélial des vaisseaux. Les reins, dans l'une et dans l'autre affection, présentent, d'après lui, de la pâleur, de la tuméfaction, de la friabilité ; les éléments histologiques sont altérés.

Ces observations de dégénérescence graisseuse du rein et des autres organes ne sont pas les plus fréquentes. Ces lésions doivent arriver fatalement à une période avancée de la maladie, mais le plus souvent c'est à des lésions purement congestives ou inflammatoires que l'on a affaire. Cette stéatose se rapproche plutôt de la stéatose simple des empoisonnements. Parfois elle est consécutive à un processus inflammatoire à marche rapide.

D'une manière générale, les lésions anatomiques observées dans les cas d'érysipèle de la face, qui se sont terminés par la mort, sont celles que l'on observe dans la néphrite catarrhale et superficielle.

(1) Ueber die path. Anatom. verãnderungen der innern Organe bei tödtlich verlaupenden Erysipelen Deutsche Klinik, 1867.)

Les reins sont souvent augmentés de volume et de poids. Dans une observation de M. le Dr Stackler (Th. de Paris, 1881), les reins ont pesé, l'un 205 gr., l'autre 240 gr.; c'est-à-dire à peu près le double du poids normal.

La capsule se décortique bien. Elle a son aspect ordinaire. Tantôt la surface du rein présente une teinte rouge, rutilante, parsemée de points plus rouges ; tantôt la teinte est bleuâtre. Cette coloration est parfois diffuse, comme marbrée ; tantôt enfin, la surface est jaunâtre, égale, lisse.

On trouve rarement la capsule légèrement adhérente à une surface un peu granuleuse.

A la coupe, les reins présentent une congestion très évidente, surtout localisée vers la substance médullaire, de sorte que la séparation des deux substances est très tranchée ; la substance tubuleuse est très rouge, injectée ; la substance corticale est beaucoup plus pâle, avec quelques stries rougeâtres.

Examen histologique. — Le tissu conjonctif présente très souvent des traces manifestes d'inflammation ; il est épaissi, infiltré d'éléments embryonnaires qui compriment les tubuli et les glomérules.

Les éléments vasculaires du rein ont aussi proliféré; on trouve de nombreux vaisseaux remplis de sang. Le microscope révèle l'intégrité des tubes de Henle, et une altération catarrhale des tubes collecteurs.

Les glomérules paraissent sains; pourtant M. le professeur Bouchard a pu voir la capsule glomérulaire distendue par le sang.

Dans d'autres cas, M. Renaut (Archives de physiologie, 1881) signale la distension de cette même capsule par une matière colloïde.

Mais les altérations les plus considérables portent sur les tubuli contorti et sur les tubes droits.

Ces canalicules sont envahis par la dégénérescence granuleuse ou graisseuse. Il peut même arriver, quand cette variété de néphrite se prolonge longtemps, qu'il apparaisse, par le fait de l'inflammation, des globules purulents dans l'intérieur des canalicules droits.

Sur une coupe du rein parallèle à ses faces, on trouve que les pyramides de Malpighi ont perdu leur transparence habituelle, et si l'on comprime les canalicules droits, on peut faire sortir aisément l'épithélium qui les remplit. Cet épithélium n'est pas seulement desquamé, les cellules sont tuméfiées, arrondies ; elles présentent une teinte blanchâtre, opaline, ce qui tient à ce qu'elles ont subi la dégénérescence granuleuse. Il est assez rare d'observer la dégénérescence graisseuse dans cette variété de néphrite.

Dans les tubuli contorti, les cellules épithéliales restées en place sont boursouflées et soudées entre elles ; la masse cellulaire est absolument granuleuse, et l'hématoxyline ne parvient plus à colorer leur noyau (J. Renaut). Non seulement la lumière de ces tubes est obstruée par des cellules granuleuses, mais elle est remplie en quelques points par de la matière colloïde et du sang. On peut sur des coupes fraîches constater la présence de très nombreuses bactéries, présentant les mêmes caractères que ceux qu'on observe dans les cylindres urinaires. Sur les coupes faites après durcissement et rendues transparentes par le carbonate de soude les bactéries apparaissent d'une façon très évidente dans le tissu interstitiel et dans la lumière des canalicules. (Bouchard).

Telles sont les lésions le plus fréquemment observées.

Une autre variété de néphrite, plus rare, et que nous avons mentionnée déjà plus haut dans ce chapitre, est celle qui s'accompagne de dégénérescence graisseuse.

Dans ces cas, le rein est presque complètement gras; il présente une surface de coloration jaunâtre, et à la coupe il présente une teinte jaune grisâtre, marquée surtout dans la portion tubuleuse.

Au microscope, on observe la dégénérescence, graisseuse complète, et souvent granulo-graisseuse, des cellules épithéliales des canalicules (Rénaut). Ces cellules, augmentées de volume et déformées, remplissent la lumière des canalicules; on les voit infiltrées de molécules graisseuses très fines.

Ces néphrites, fort graves, indice d'une infection générale très intense de l'économie, se rencontrent chez les sujets dont les autres organes sont également en dégénérescence granulo-graisseuse.

M. le professeur Verneuil a observé un certain nombre de ces cas dans son service. Ponfick a relaté des faits analogues et cette lésion a été également vue par M. Hayem(1). Cette stéatose ne reste intra-canaliculaire, limitée à l'intérieur des tubuli, que lorsque la néphrite parenchymateuse reste isolée; c'est le cas le plus rare. Ordinairement, la néphrite est mixte, et même plus souvent extra-canaliculaire. La stéatose se

(1) Archives de Physiologie, 1870.

fait alors aux dépens du tissu conjonctif hyperplasié (Lecorché). On a vu des cas où l'épithélium était resté intact, le tissu interstitiel seul était atteint; c'est dans ces cas sans doute que le contenu albumineux de l'urine peut faire défaut.

Diverses opinions ont été émises au sujet de cette stéatose. Les uns (Munck et Leyden) ont pensé, comme nous l'avons dit plus haut, que cette dégénérescence graisseuse pouvait être assimilée à celle que l'on rencontre dans les empoisonnements. Ils pensent en outre qu'elle est due à la dénutrition des tissus consécutive à l'appauvrissement des globules devenus incapables d'entretenir les oxydations.

Ranvier pense qu'elle est due à la nutrition défectueuse des éléments histologiques. Pour Virchow et d'autres, elle est due à l'irritation déterminée par l'élimination active et le passage des matières extractives incomplètement oxydées. Pour Billroth, à la rétention dans le sang de produits incomplets de combustion.

Notre opinion est que les unes et les autres de ces idées sont vraies,en particulier; mais que ces facteurs, invoqués comme cause de la stéatose et des troubles urinaires, ne sont eux-mêmes que la conséquence de troubles plus généraux; il nous faut remonter jusqu'à l'infection du sang par les germes que nous décrivons dans ce fluide à notre chapitre symptomatologie, pour trouver la cause première de tous ces troubles. Ce sont les germes infectieux répandus dans le sang qui enlèvent peu à peu aux globules leur propriété d'entretenir les oxydations. Ce sang altéré réagit à son tour sur les éléments histologiques, dont la nutrition devient forcément défectueuse. Mais la véritable cause de la stéatose rénale, de la dégénérescence des cellules épithéliales,c'est l'action directe des germes sur ces éléments, alors qu'ils sont éliminés par le filtre rénal. L'infection générale du sang produit, à n'en pas douter, les stéatoses de tous les organes ; l'action des germes du sang sur les éléments du rein en produit également la stéatose.

Il y a donc, agissant sur le rein, deux actions nocives combinées ; l'une résultant de la dénutrition générale, l'autre résultant du contact direct du poison, cause primordiale de tous les désordres.

En résumé, l'examen des reins nous montre, d'une part, des lésions consécutives à une action irritante, tantôt simple congestion, tantôt inflammation vraie, avec prolifération des éléments constitutifs du parenchyme rénal ; d'autre part, des lésions plus avancées, plus profondes, une dégénérescence graisseuse consécutive à une action nocive plus intense ; les deux cas s'accompagnent, dans l'immense majorité des cas, d'albuminurie.

PATHOGÉNIE. — MÉCANISME.

Etant données les lésions que nous avons décrites dans les reins des érysipélateux, nous avons pu conclure qu'il y avait réellement néphrite. Quel est maintenant le mécanisme de cette néphrite? Comment se produit l'albuminurie? A quelle cause peut-on la rattacher? Quelles idées ont été émises à ce sujet? Telles sont les questions que nous allons passer en revue rapidement.

Gubler pense que l'albuminurie traduit une profonde dyscrasie et quelquefois peut-être une phlegmasie spéciale avec érysipèle du parenchyme rénal. L'albuminurie aurait pour cause déterminante une superalbuminose sanguine absolue ou relative; mais cette condition ne suffit pas, il est de toute nécessité que le rein soit en jeu. Dans l'érysipèle, la superalbubuminose sanguine est due à la déglobulisation. Du côté du rein, l'hyperhémie étant admise comme premier degré de l'altération, il n'en est pas moins vrai que les cellules des tubes ne tardent pas à se prendre; elles se gonflent d'abord, sont en état de tuméfaction trouble, et l'albuminurie se produit.

A côté de cette théorie de la superalbuminose sanguine, une autre théorie s'est fait jour. Les expériences de Fourcault (1), de Balbiani, de Valentin, d'Edenhuizen, ont prouvé la part irrécusable que prend la peau à la dépuration du sang. On sait comment opè-

(1) Académie des sciences, XII et XVI.

rent ces expérimentateurs; supprimant par des moyens appropriés les fonctions de la peau dans une étendue plus ou moins grande, ils constatent, au bout d'un temps plus ou moins long, la présence de l'albumine dans l'urine des animaux en expérience, et trouvent en outre dans les reins des lésions dues à une hyperhémie ou à une congestion des plus intenses.

S'appuyant sur ces travaux, Tripe (1), Basham (2), Clémens, (3) prétendirent que l'abolition plus ou moins complète et subite des fonctions cutanées, dans la scarlatine, étaient une des causes de l'albuminurie. Cette doctrine fut immédiatement appliquée à l'érysipèle. Elle s'appuyait également sur des faits d'observation, tels que les brûlures ou bien les affections occupant une large surface des téguments, qui s'accompagnent du côté des viscères de lésions de nature congestives, en particulier du côté des reins, où l'on trouve des lésions des cellules et des canalicules avec albuminurie.

Certains auteurs n'ont vu dans les complications viscérales de l'érysipèle que l'expression directe de la lésion cutanée. M. le professeur Jaccoud (Thèse doctorat, 1860) pense qu'à la suite d'un érysipèle ambulant ou couvrant d'emblée une grande surface, la suppression des fonctions cutanées, hématose et sécrétions, a pour conséquence inévitable l'hyperhémie rénale ou une suppléance fonctionnelle exagérée, soit par simple congestion compensatrice, soit par action réflexe. En outre, le sang détient tous les matériaux

(1) Scarlatinal dropsy, 1857.
(2) On dropsy connected vith disease of Kydney, 1858.
(3) Journal für Kinderkrankheiten, 1860.

qu'aurait dû éliminer la peau : l'eau, et toutes les matières albuminoïdes qui devaient passer à l'état d'urée ou de sudorates. De sorte que, pour M. Jaccoud, les trois conditions de l'albuminurie dans l'érysipèle sont :

1° Suspension de la fonction cutanée ;

2° Exagération de la fonction rénale ;

3° Altération du sang par rétention des produits excrémentitiels.

Plus tard, dans l'édition de son traité de pathologie interne de 1879, M. Jaccoud répète encore :

« L'érysipèle, comme les brûlures étendues, détermine parfois une fluxion rénale, avec *albuminurie passagère*, mais il est rarement le point de départ d'une néphrite catarrhale, plus rarement encore d'une néphrite brightique. »

Ce mode de pathogénie est sujet à caution. Il est incontestable que des lésions cutanées très étendues puissent produire des congestions viscérales assez intenses pour déterminer l'albuminurie. Encore faut-il que ces lésions soient très étendues, sinon on s'explique difficilement comment la suppression des fonctions de la peau d'un membre, par exemple, suffise pour congestionner les autres organes. Dans ce cas même, ne peut-on pas bien supposer que le reste du tégument externe sain suffise pour rétablir l'équilibre des fonctions excrémentitielles.

Dans le cas de brûlures très étendues, il faut faire entrer en ligne de compte d'autres facteurs, tels que le choc éprouvé par le système nerveux au moment de l'accident, choc souvent énorme, puisqu'il détermine dans certains cas du délire ; l'impression vive, à laquelle le système encéphalo-médullaire a été soumis, ne peut-elle pas réagir par l'intermédiaire de ce dernier sur les autres fonctions de l'économie, sur les fonctions de nutrition, par exemple, dont l'albuminurie est fréquemment l'expression. Le centre bulbaire présidant à la sécrétion de l'albumine n'est-il pas lui-même influencé ?

Le syndrome fièvre, qui ne tarde pas à accompagner les fortes brûlures, est un élément de plus à ajouter aux causes de l'albuminurie.

L'hypothèse de la suractivité du fonctionnement de la glande rénale pour suppléer à la suppression des fonctions cutanées n'est pas elle-même à l'abri des objections.

Les cas, en effet, ne sont pas absolument rares, où pour une cause quelconque, une oblitération des conduits excréteurs d'un des reins en particulier, l'autre rein est appelé à surajouter à ses propres fonctions, celles de son congénère.

Or, nous ne croyons pas que, dans ces cas, l'albuminurie ait été signalé, tout au moins comme syndrome important. Et pourtant la suppléance est ici beaucoup plus chargée que dans les cas, même les plus graves, de brûlures du tégument externe.

Nous croyons donc que, s'il est vrai que la suppression partielle des fonctions cutanées soit une des causes d'albuminurie, elle n'est qu'un facteur, des moins puissants, ou tout au moins ce n'est pas le principal.

Cette hypothèse serait-elle, d'ailleurs, capable d'expliquer l'albuminurie dans l'érysipèle de la face? Ici la peau de la face seule, jointe quelquefois à celle du cuir chevelu, est atteinte. Nous ne pouvons guère penser que la suppression des fonctions d'une portion du tégument relativement aussi minime soit capable de produire ces désordres urinaires que nous nous sommes efforcé de faire ressortir. N'y a-t-il pas une surface considérable du tégument capable de suppléer à la fonction disparue, et si les reins interviennent dans cette circonstance, ne sera-ce pas pour une très faible part?

Nous admettrons donc, si l'on veut, qu'au rang des causes de l'albuminurie dans l'érysipèle, on pourra placer la suppression de la fonction cutanée, mais bien loin après d'autres causes et en particulier l'infection du sang et l'élimination par le filtre rénal de produits septiques.

Etudions maintenant un autre phénomène proposé également par quelques auteurs comme explication de l'albuminurie. Dans notre chapitre historique, nous avons rapporté un passage de Becquerel dans lequel cet auteur semble attribuer à la fièvre la présence de l'albumine dans les urines des érysipélateux. Cette opinion est encore soutenue par quelques auteurs, qui supposent que l'albuminurie est due ici aux modifications circulatoires apportées par le syndrome fièvre dans l'organisme tout entier, et dont le retentissement se fait naturellement sentir dans les capillaires du rein. Les modifications dans la composition du sang, également consécutives au processus qui a engendré la fièvre sont également invoquées comme cause de l'albuminurie.

De même que pour la suppression de la fonction cutanée, nous ne pensons pas que l'hyperthermie soit

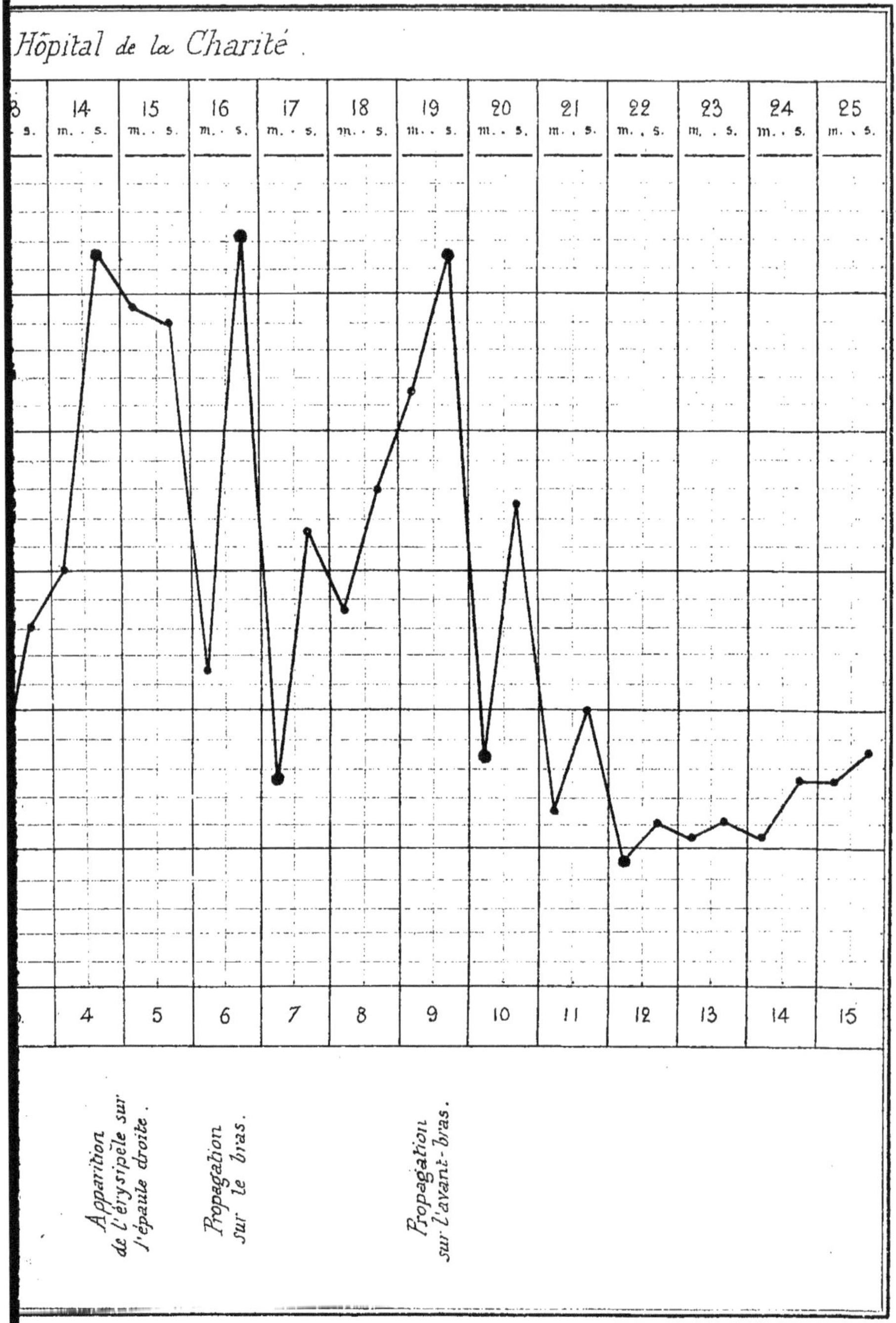

Hôpital de la Charité.

3	14	15	16	17	18	19	20	21	22	23	24	25
s.	m. . s.	m. . s.	m. . s.	m. . s.	m. . s.	m. . s.	m. . s.	m. . s.	m. . s.	m. . s.	m. . s.	m. . s.
3	4	5	6	7	8	9	10	11	12	13	14	15

Apparition de l'érysipèle sur l'épaule droite.

Propagation sur le bras.

Propagation sur l'avant-bras.

Observation XI.

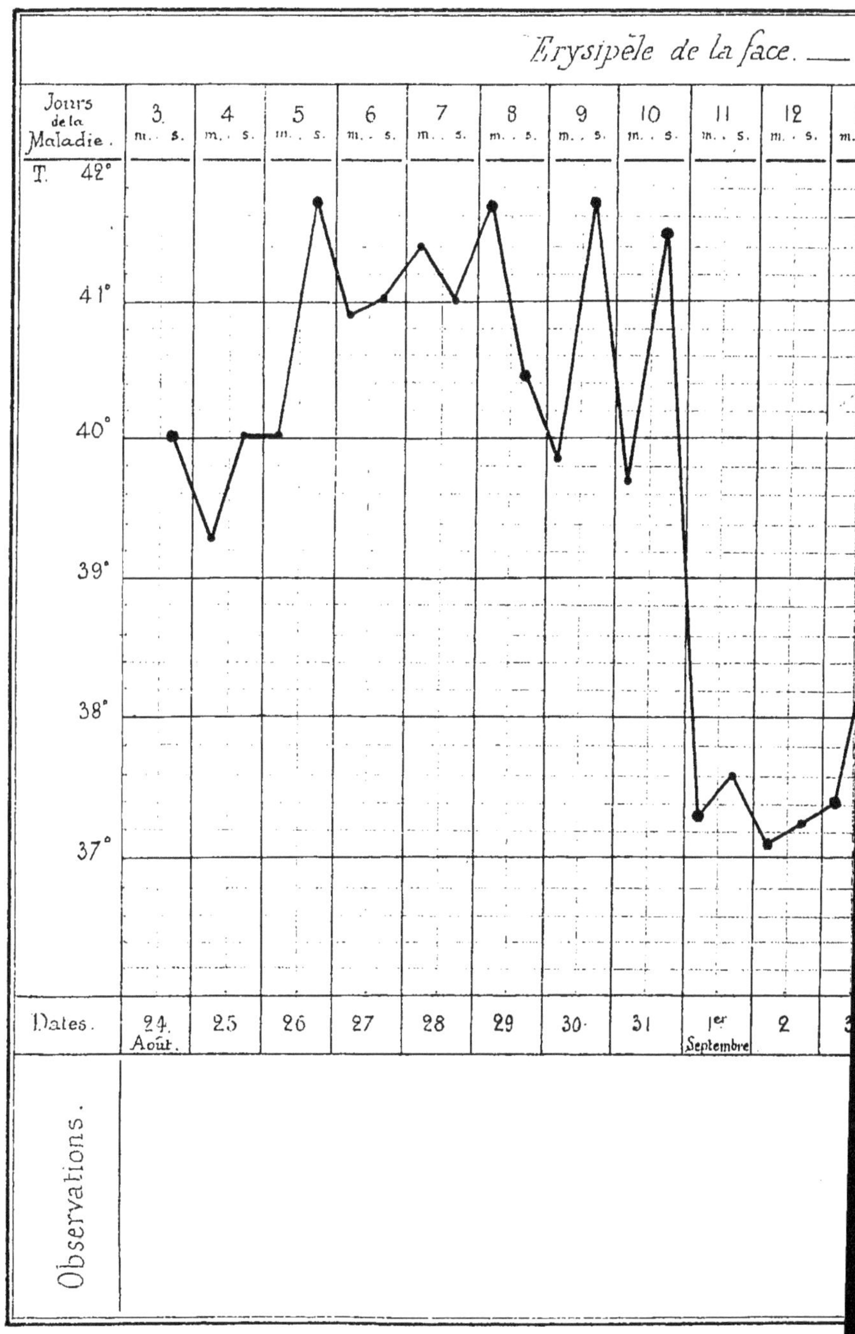

une cause suffisante pour expliquer la présence de l'albumine dans les urines. Nous pensons que cette dernière est vraiment caractéristique des lésions rénales que nous avons décrites, du changement dans la constitution histologique du parenchyme rénal.

D'ailleurs l'on sait fort bien que dans bon nombre de maladies infectieuses, la température est souvent très élevée, sans que jamais les réactifs décèlent sa présence de l'albumine dans les urines. Les cas de fièvre typhoïde dans lesquels on a noté des températures excessivement élevées, sans coïncidence d'albuminurie ne sont pas rares. Il en est de même de l'érypèle. Si dans la plupart des cas, il est possible de l'observer, il en est cependant d'autres où, malgré une hyperthermie constante, ce syndrome n'a pu être constaté. Les observations qui suivent serviront à le démontrer.

OBSERVATION XI (Personnelle).

(Recueillie dans le service de M. Landouzy).

Erysipèle simple de la face. Sans albuminurie.

La nommée Ax..., 15 ans, entre à l'hôpital de la Charité, le 24 août 1882.

Antécédents de famille. Père bien portant. La mère a eu un érysipèle, il y a un an. Pas de diathèse dans la famille.

Antécédents personnels.—Gourme dans l'enfance. Rougeole. Bien réglée depuis 14 ans. Toujours bien portante.

Le 22 août au matin. Céphalalgie intense, fièvre, frissons.

Le 23. Apparition d'une rougeur érysipélateuse débutant par le sillon naso-génien du côté droit.

Le 24. Toute la joue droite était prise, ainsi que les paupières. La malade entre à l'hôpital.

État actuel. Toute la face est envahie par l'érysipèle. Bourrelet saillant très prononcé. Ganglions sous-maxillaires engorgés et douloureux. Fièvre intense, langue blanche. Constipation.

Urines. — Pas d'albumine.

Le 26. L'érysipèle s'étend au cuir chevelu le menton seul est respecté. Malgré l'hyperthermie, la nuit a été bonne. La constipation est remplacée par la diarrhée. P. 108. Souffle au premier temps et à la base du cœur.

Urines. — Pas d'albumine.

Le 27. L'érysipèle a envahi le cuir chevelu dans sa totalité. Ganglions sous-occipitaux gonflés et douloureux. Même souffle au cœur.

Urines. Normales.

Du 28 au 1er septembre. Rien de particulier à noter. La température qui avait atteint un degré excessivement élevé dans les premiers jours (le thermomètre oscillait entre 41,4 et 41,6) s'est abaissée considérablement en même temps que la desquamation s'opérait.

Le 3 septembre. Nouvelle poussée et nouvelle ascension de la température (de 37,4 à 41,4). La malade accuse une douleur dans l'épaule droite.

Urines normales.

Le 5. La température est retombée à peu près à la normale. La rougeur a disparu en grande partie. La desquamation s'effectue.

Le 6 au soir. Nouvelle poussée d'érysipèle sur la face dorsale du bras en même temps que la température s'élève à 40,5. Rien dans les urines.

Le 7. La température baisse de 3° et remonte le 9 jusqu'à 41,4 en même temps que l'érysipèle gagne l'avant-bras.

Le 10 au matin. La température revient brusquement à la normale ; la rougeur disparaît et la desquamation se déclare en tous les points. Plus de fièvre ; les urines sont normales.

Le 11. La desquamation est très active.

Le 14. La convalescence est établie. Les urines sont toujours normales.

Le 16. Rien dans les urines.

Du 16 au 24. La guérison s'effectue sans autres accidents. Les urines sont restées constamment normales.

Observation XII (Résumée).

(Empruntée à la thèse du Dr Revouy).

Albert, soldat au 116e de ligne, entre le 6 décembre 1875 au Val-de-Grâce, service de M. le professeur Villemin, pour un érysipèle de la face et du cuir chevelu, qui a débuté le 3.

Le 7. Quelques douleurs dans la région rénale; urines foncées, avec dépôt briqueté, mais sans albumine; la température s'élève à 39,8.

Le 10. Elle atteint encore 39,2, et l'érysipèle envahit la nuque.

Le 14. Albumine en quantité considérable dans les urines; la température s'abaisse à 35,6, chiffre qu'elle a déjà atteint la veille.

Le 16. Plus d'albuminurie, la température se relève à 36,6.

Le malade sort guéri. le 20.

On voit, par la lecture de ces deux observations que, dans le premier cas, malgré l'hyperthermie, les urines ont été indemnes d'albumine pendant toute la durée de la maladie. Dans le second cas, on constate ce phénomène singulier, qui contribue encore mieux à réfuter l'opinion que nous discutons, à savoir que l'apparition de l'albumine dans les urines coïncide précisément avec une hypothermie considérable.

Ce fait n'est pas unique. Dans l'observation V que nous avons rapportée pour contribuer à l'étude de l'urémie dans l'érysipèle, le même fait se trouve reproduit. Kannenberg (Ueber, Néph. bei acuten inf. kranheiten, Zeitschrift für kl. med., 1880, est aussi de même avis. Cet auteur conclut de la néphrite, consécutive aux abcès des amygdales après que la température est abaissée, que la néphrite n'est pas sous la dépendance de l'élévation de la température.

M. Revouy qui discute ces faits, explique l'abaissement de la température par la présence dans l'urine d'un produit incomburé, dont l'oxydation, à l'état physiologique, entretient la chaleur animale.

Quoi qu'il en soit de cette explication, nous croyons suffisamment prouvé par ces trois faits que les reins peuvent rester indemnes au cours d'une hyperthermie, même de longue durée, et que ce phénomène d'hyperthermie contribue bien peu, quand il y contribue, à déterminer l'albuminurie.

Avant de poursuivre, il faut que nous nous excusions d'être entré dans d'aussi longs détails sur les différentes opinions que nous venons de discuter. Bien que les idées microbiennes fassent de jour en jour des progrès considérables, le nombre des savants réfractaires à ces idées est encore considérable. Il n'eût pas été juste, croyons-nous, de faire fi des opinions d'hommes aussi éminents. Nous devions les discuter, dans la mesure de nos forces, avant de nous prononcer en faveur des théories zymotiques qui vont nous servir à défendre notre thèse.

Monsieur le professeur Gosselin considère l'érysipèle comme une septicémie au même titre que l'infection purulente. Le poison septique étant absorbé, produit dans les premières voies qu'il parcourt une irritation qui détermine la lésion cutanée et se manifeste ensuite par des troubles généraux, après son introduction dans l'économie D'ailleurs, le développement dans le cours d'un érysipèle de pleurésies, de péricardites, d'endocardites, d'arthrites qui tournent facilement à la suppuration, de fusées purulentes, notamment dans l'orbite et dans le médiastin, d'adénites suppurées, complications rares, il est vrai, ne peut guère s'expliquer que par l'influence de la septicémie.

L'albuminurie dans la septicémie est un fait bien reconnu. Comme elle existe aussi dans l'érysipèle, le rapprochement de ces deux affections, qui ont des liens de parenté nombreux, nous indique la cause de ce phénomène. Une fois les microbes découverts dans le sang, dans les phlyctènes et dans les urines, comme dans la septicémie, pourquoi ne pas expliquer l'albuminurie dans l'un et l'autre cas par l'altération septique du sang et les lésions consécutives du rein.

Tous les auteurs s'accordent pour attribuer l'albuminurie qui se manifeste dans les maladies infectieuses (pyohémie, pourrriture d'hôpital, fièvre puerpérale, etc.) à la congestion des reins et à l'altération du sang. Pourquoi ne pas admettre la même explication pour l'érysipèle qui est aussi bien manifestement une maladie infectieuse.

C'est en effet à cette idée que nous nous rallions ; c'est elle que nos observations ont tendu à prouver.

Le sang est chargé de ces microbes, que nous avons décrits dans nos observations.

Comme d'un principe toxique, l'organisme tend à les éliminer par les divers émonctoires de la dépuration habituelle, tantôt par la peau, tantôt les reins, tantôt les deux à la fois. Les organismes traversent l'épithélium rénal, et apparaissent dans l'urine. Il n'y a pas lieu de s'étonner que ces germes puissent traverser la membrane épithéliale, leurs dimensions étant extrêmement petites, alors qu'on voit des éléments beaucoup plus gros qui la traversent.

Nous considérons donc, comme M. Bouchard le fait pour les autres maladies infectieuses, l'albuminurie comme le résultat de l'action nocive des germes sur les éléments du rein. M. Bouchard considère d'ailleurs cette théorie des germes comme pouvant s'étendre à un grand nombre de maladies, et donner la clef d'un certain nombre de phénomènes inexplicables jusqu'à ce jour, ou expliqués par des hypothèses toutes spéculatives, ne reposant sur aucune observation particulière.

« Etant donnée la conception des maladies infectieuses telle qu'elle se dégage de tant d'observations récentes, on conçoit facilement que des organismes puissent s'arrêter dans les vaisseaux des reins, s'y multiplier, s'y accumuler et modifier l'état anatomique des cellules, soit par ischémie, soit par congestion collatérale, soit enfin par traumatisme direct, et que dans ces derniers cas les microbes apparaissent dans les urines. Bien des auteurs, Kölliker, puis Birsch-Hirschfeld, Klebs et autres, ont constaté anatomiquement l'accumulation des microbes dans les vaisseaux du rein, dans plusieurs maladies infectieuses.

» Cohnheim, en injectant dans le sang diverses espèces de s hizomycètes et même des spores a constaté leur élimination par les urines. »

Cette conception se dégage également d'un mémoire très digne de remarque de Kannenberg.

C'est ainsi que M. le professeur Bouchard s'exprime dans sa communication au congrès de Londres, au sujet des néphrites infectieuses.

Sans s'occuper particulièrement de la néphrite érysipélateuse, M. Bouchard range cependant au nombre des maladies infectieuses l'érysipèle; d'où il découle logiquement que la néphrite érysipélateuse procède, d'après lui, de la même pathogénie.

Cette conception doit être suffisamment démontrée par les observations que nous avons rapportées. Nous avons démontré, microscope en main, la présence d'organismes dans le sang et dans la sérosité des phlyctènes.

D'autres auteurs ont également vu les organismes, les ont inoculés et ont reproduit la maladie primitive.

Jusque là, rien de bien neuf. Mais nous avons en outre démontré dans les urines les mêmes organismes que dans le sang et dans les phlyctènes, en même temps que l'albuminie et les dépouilles épithéliales des tubuli, indices certains de lésions rénales et par conséquent de néphrite.

Nous sommes donc en droit de conclure que la néphrite bien caractérisée, que nous avons observée au cours de nos érysipèles reconnaît comme cause primordiale le passage dans le filtre rénal des microbes, qui ont commencé par infecter le sang et les autres liquides de l'organisme.

Ces microbes produisent par leur présence un état irritatif du parenchyme rénal, s'accompagnant de phénomènes congestifs d'abord, puis de phénomènes inflammatoires. Kannenberg, à qui nous avons déjà fait allusion, ayant observé dans plusieurs maladies infectieuses l'albuminurie marcher parallèlement aux microbes que renfermait l'urine, accuse égale ment les microbes comme producteurs de l'inflammation des reins. A partir de cet instant, le rein n'est plus normal; ses fonctions ne s'accompliront plus normalement. L'albuminurie est l'expression la plus directe de ces modifications dans le fonctionnement du rein.

La lésion rénale est certainement l'effet de la présence des bactéries dans la glande. Il est plus difficile de décider si les bactéries vicient la nutrition des cellules en obstruant les capillaires sanguins ou en s'emparant de l'oxygène au détriment des éléments anatomiques, ou enfin en provoquant une vulnération véritable par le fait de leur diapédèse? Ce qu'il nous faut retenir surtout, c'est l'élimination par les urines des schizomycètes, agents infectieux avec les caractères morphologiques qu'ils ont dans le sang. Pour mieux faire comprendre comment la présence des organismes dans le parenchyme des reins peut entraîner des lésions de ce dernier, faisons avec le docteur Petit (thèse de Lyon 1881), une comparaison. Dans le muscle, la matière contractile active, la myosine, contient, on le sait, une matière colorante analogue à l'hémaglabine, et qui, comme cette dernière, absorbe l'oxygène qu'elle consommera par son travail actif. Si l'on introduit dans le sang une substance avide d'oxygène, comme le phosphore, par exemple, ce corps absorbe à son profit tout l'oxygène des éléments anatomiques avec lesquels il est en contact, de là, dégénérescence graisseuse de l'élément musculaire contractile qui se trouve frappé de mort. C'est là le point capital : non seulement l'élément musculaire, mais la cellule hépatique, l'épithélium rénal se trouvent altérés dans leur composition, dégénèrent et meurent. Les mêmes phénomènes se reproduisent dans l'intoxication par l'oxyde de carbone qui agit en empêchant l'oxygène d'arriver à l'élément anatomique qui en a besoin pour vivre. Si, des poisons minéraux nous passons aux poisons organiques, nous voyons que certains germes infectieux agissent d'une façon analogue par l'absorption de l'oxygène, la bactérie charbonneuse de Pasteur, par exemple.

Nous ne pouvons guère savoir si c'est par un mécanisme analogue qu'agit la bactérie que nous avons trouvée dans les urines des érysipélateux. Ce n'est donc là qu'une hypothèse que nous livrons aux expérimentateurs pour l'affirmer ou l'infirmer. En tout cas, un fait est acquis. Dans tous les cylindres rénaux, constitués en partie par des cellules provenant de la désquamation de l'épithélium des canalicules, on a observé des organismes en nombre considérable. Le fait de la pénétration de ces éléments par les organismes est donc acquis. Y a-t-il là simplement un phénomène mécanique de pénétration, sans action directe des microbes sur les cellules? Ou bien cette pénétration est-elle, par suite d'un mécanisme ou d'un phénomène chimique encore inconnu, la cause de la mort de la cellule? Ce sont autant de questions que nous ne pouvons encore résoudre.

Toutefois, disons pour nous résumer qu'il est acquis pour nous, d'après nos observations, qu'il y a véritablement néphrite érysipélateuse, se rattachant à des lésions rénales déterminées ; de plus cette néphrite est infectieuse, parasitaire, à cause des organismes que l'on a constatés tant dans l'urine que dans les cylindres rénaux. Ces organismes étant les mêmes que ceux qu'on a trouvés dans le sang, il est, croyons-nous, logique de penser que le passage de ces éléments est la véritable cause productrice des lésions rénales.

SYMPTOMATOLOGIE.

Ce chapitre doit comprendre la solution de la question suivante : A quel moment survient la néphrite dans le cours de l'érysipèle ? La forme de cet érysipèle, ou l'ensemble symptomatique particulier de celui-ci influence-t-il l'époque d'apparition des complications rénales ?

Reportons-nous à l'analyse des observations que nous avons publiées au cours de ce travail.

Dans l'observation I, le malade, entré à l'hôpital au quatrième jour de sa maladie, possède déjà des urines très albumineuses. A moins qu'on ne suppose que l'albumine ait apparu d'emblée en quantité assez considérable au quatrième jour, il est permis de penser que l'albuminurie a commencé du premier au quatrième jour.

Dans l'observation II, le malade, atteint d'une fièvre typhoïde au cours de laquelle on a constaté de l'albuminurie, est pris pendant la convalescence de sa fièvre d'un érysipèle de la face. L'albuminurie qui n'existait presque plus la veille du jour où l'érysipèle est apparu, reprend une nouvelle intensité à partir de ce jour. Nous ne pouvons pas conclure grand chose de cette observation touchant l'époque d'apparition de l'albuminurie, si ce n'est que cette dernière a reçu un coup de fouet par l'apparition de l'érysipèle.

L'observation III présente un intérêt spécial en ce sens que l'albuminurie semble être survenue à la période de décroissance de l'érysipèle. En effet, la malade entrée à l'hôpital à la fin de son érysipèle n'avait que très peu d'albumine dans ses urines. Puis, de jour en jour, la quantité d'albumine augmente en même temps que la desquamation de l'érysipèle s'accentue.

Dans l'observation IV on voit l'albumine apparaître alors que l'érysipèle est dans toute son intensité.

Dans la suivante V au quatrième jour de la maladie, l'albumine existe déjà en notable quantité ; l'érysipèle est à ce moment des plus intenses.

Dans l'observation VI nous voyons un malade, en convalescence de fièvre typhoïde, au cours de laquelle il n'y a pas eu d'albuminurie, contracter un érysipèle de la face et, dès le premier jour, l'albumine apparaît dans l'urine.

Dans la suivante, VII, au quatrième jour d'un érysipèle de la face, l'albuminurie est déjà très intense.

Il en est de même du malade qui fait le sujet de l'observation VIII. L'albumine existe au moment où l'érysipèle de la face est dans tout son développement.

Dans l'observation IX l'albumine apparaît au sixième jour de l'éruption, alors que celle-ci, après avoir débuté à la face, s'est étendue au cuir chevelu.

Enfin, dans l'observation X l'albumine apparaît le quatrième jour, la veille du jour où la desquamation commence à la face.

En éliminant l'observation II, il reste neuf observations dont nous pouvons tirer des conclusions.

Dans huit de ces observations, l'albumine est apparue entre le premier jour de la maladie et la période de décroissance ; dans une seule, on voit l'albumine apparaître en pleine desquamation.

Mais, en examinant de plus près les huit premiers cas, on s'aperçoit que l'époque d'apparition de la complication rénale a varié beaucoup. Tantôt, elle apparaît tout à fait au début, tantôt, pendant que l'éruption est en pleine intensité.

Peut-on conclure quelque chose de certain, touchant l'époque du début de la néphrite érysipélateuse ? Nous croyons que, dans l'immense majorité des cas, l'albumine apparaît dans la période aiguë de l'érysipèle. Contrairement aux auteurs qui ont décrit que l'albumine était temporaire de la desquamation, pensant ainsi que cette complication était peut-être une sorte de desquamation rénale, ou bien qu'elle n'était qu'un phénomène critique de la maladie, nous croyons que ce fait est loin d'être le plus fréquent. Dès les premiers jours, il doit se faire du côté des reins des décharges d'organismes, et, dès les premiers jours, les lésions rénales doivent apparaître. L'apparition de la néphrite à la période aiguë de la maladie est pour nous un argument de plus qui nous permet d'affirmer que l'érysipèle est une maladie infectieuse.

Si, petit à petit, la quantité d'albumine augmente dans l'urine, alors qu'il n'y a presque plus rien du côté de la peau, nous ne voyons là qu'une preuve de plus de l'intensité des lésions rénales, qui mettent un temps plus ou moins long à se réparer.

Nous ne pensons pas que telle forme d'érysipèle,

en particulier, ait une influence spéciale sur l'époque d'apparition de la néphrite. La seule influence à rechercher est celle que peut exercer l'état antérieur du malade. Nous croyons tous les sujets sous le coup d'une néphrite à propos d'un érysipèle de la face, mais à des degrés divers. Un malade, dont l'organisme est déjà plus ou moins altéré, soit à cause d'une maladie grave antérieure, comme nous le voyons dans les observations II et VI, soit à cause d'affections chroniques déjà anciennes, comme la scrofule, la tuberculose, l'alcoolisme, doit contracter, plus facilement que tout autre, une néphrite au cours d'un érysipèle. Nous croyons que l'état antérieur influencera l'époque d'apparition de l'albuminurie, en ce sens, que les organes ayant moins de résistance, parce qu'ils sont débilités, se laisseront attaquer plus vite par le poison qui circulera avec le sang.

Examinons maintenant s'il y a des signes spéciaux capables de faire soupçonner la complication rénale au cours de l'érysipèle.

Les signes fournis par l'examen macroscopique de l'urine ne présentent pas grande importance. Celle-ci présente des variétés de teintes infinies qui sont sans rapport particulier avec la teneur de l'urine en albumine.

Les signes fournis par la quantité d'urines émises en 24 heures présenteraient sans doute quelque intérêt. Nous avouons ne nous être pas livré à cette recherche, dans les cas particuliers que nous avons rapportés, et nous regrettons vivement cette lacune. La seule remarque que nous ayons faite à ce propos est que la quantité d'urine des 24 heures semble avoir diminué, tandis que le chiffre de l'albumine augmentait. Dans notre observation d'urémie, à forme éclamptique, le chiffre des urines émises a été presque nul pendant plus de 24 heures ; la quantité d'albumine était, en revanche, énorme.

En général, la complication rénale ne s'annonce par aucun signe spécial. Tout au plus, peut-on constater parfois, et encore faut-il pour cela attirer l'attention du malade sur ce point, des douleurs dans la région des reins, des troubles oculaires, consistant en brouillard. Presque jamais ces signes ne sont accusés par les malades ; en effet, ces derniers, sous le coup d'une fièvre souvent très intense, d'une céphalalgie constante, sont complètement abattus, et ne se rendent compte le plus souvent que d'un signe, la douleur de tête. Quant aux troubles oculaires qui pourraient mettre l'observateur sur la voie, ils sont encore moins perçus, attendu que dans les neuf dixièmes des cas d'érysipèle de la face, les paupières trop fortement œdématiées ne permettent plus aux malades l'usage de leurs yeux.

A mesure que les lésions rénales s'accentuent, d'autres signes viennent compliquer la scène pathologique : ce sont le plus souvent des symptômes d'urémie, tels que vomissements, phénomènes nerveux affectant différentes formes ; ataxique, délirante, convulsive. C'est alors seulement que le médecin peut être amené à examiner les urines. Encore est-il que très souvent le médecin est porté à mettre sur le compte d'une complication cérébrale les désordres nerveux qui se présentent à son observation.

A ce moment, on pourra quelquefois constater des

anasarques, le plus souvent, un œdème plus ou moins prononcé des malléoles.

Mais, en tout cas, l'on voit que les signes rationnels de la complication rénale, surtout au début, sont très peu nets.

Il nous est permis de tirer une conclusion de cet exposé, c'est que les urines des érysipélateux devront toujours être analysées, au moins une fois tous les deux jours. Et cette conclusion a son importance surtout en vue de la fréquence de l'albuminurie, et surtout à cause de la terminaison quelquefois grave de cette complication. Nous croyons pouvoir dire de la néphrite érysipélateuse, comme de celle des maladies infectieuses en général, ce que M. Jaccoud dit des complications cardiaques dans l'érysipèle; elle n'est pas saisie que par l'exploration directe, c'est qu'elle est une complication à rechercher. Il faut examiner les urines d'un érysipélateux comme l'on ausculte son cœur: aussi souvent et avec autant de soin.

C'est, en effet, dans les urines que nous rencontrerons les signes véritablement certains de la complication. L'examen des urines sera fait au moyen des réactifs ordinaires et au moyen du microscope.

Au sujet de l'examen clinique, nous croyons devoir faire une petite digression à propos du procédé que nous avons employé et qui n'est autre que celui de M. le professeur Bouchard. Cet exposé ne doit pas être vain, croyons-nous, parce qu'il nous a été permis d'en tirer des conclusions importantes touchant la symptomatologie de la néphrite, conclusions qui corroborent entièrement avec celles que l'éminent professeur a posé au sujet des caractères physico-chimiques des urines albumineuses.

Lorsqu'on soumet une urine albumineuse à l'action des réactifs coagulants, en particulier le réactif de Tanret (iodure double de potassium et de mercure) et l'acide picrique, on voit immédiatement un louche d'albumine coagulée se former au sein du liquide. Si aussitôt après l'on porte à l'ébullition ce précipité, le précipité diminue de volume, et se condense en grumeaux d'un volume extrêmement variable, depuis le grain presque imperceptible jusqu'au gros flocon. Le précipité ne forme plus un tout homogène; chaque grumeau est comparable à une éponge remplie de liquide qu'on aurait fortement exprimée pour lui faire occuper une moindre place.

On voit en effet la masse primitivement liquide se diviser en deux parties, l'une solide, constituée par de l'albumine coagulée, l'autre complètement liquide et le plus souvent transparente. C'est le phénomène physique que M. le professeur Bouchard a appelé la *rétractilité de l'albumine*.

Un autre cas peut se présenter : malgré l'action de la chaleur, l'urine reste toujours trouble ; aucun grumeau ne se forme, l'albumine *ne se rétracte pas*.

M. Bouchard, opérant toujours de la même façon, et dans les mêmes conditions, s'est demandé si ces différentes variétés d'albumine ne présentaient pas pour le clinicien quelque particularité intéressante.

Après un très grand nombre d'expériences, il est arrivé à poser certaines conclusions qu'il a communiqué à la Société clinique et à la Société de Biologie de Paris, 1880, et au Congrès de Londres, en 1881.

Pour lui, les albumines rétractiles sont les albumines de toutes les néphrites, des hémorrhagies, des congestions et des inflammations des voies urinaires.

Les albumines non rétractiles s'observent dans certains cas de maladie avec hyperthermie, tels que la pneumonie, la pleurésie, le rhumatisme, la goutte aiguë, même l'érysipèle et la fièvre typhoïde. Ces mêmes albumines non rétractiles s'observent encore dans des états apyrétiques sans lésions rénales, tels que le diabète, l'obésité, la chlorose, les convalescences.

Pour M. le professeur Bouchard, l'albumine rétractile entraîne donc, dans l'immense majorité des cas, l'idée de lésion rénale, l'albumine non rétractile correspond à un vice d'élaboration de la matière azotée, qui n'est pas retenue par le filtre rénal. En d'autres termes, « l'albumine rétractile est l'albumine de la néphrite, l'albumine non rétractile est celle des dyscrasies. »

En même temps, M. Bouchard observait une série de faits très intéressants. Soumettant à l'examen microscopique toutes les urines qu'il examinait chimiquement, il constatait ce qui suit : sur un total de 65 dothiénentériques, 44 malades n'avaient pas présenté d'albumine rétractile, leurs urines ne contenaient pas d'organismes; et 21 malades présentaient de l'albumine rétractile, l'urine de ces derniers renfermait des bactéries tant que l'albuminurie persistait; les bactéries ne se retrouvaient plus dès que l'albumine disparaissait. Les bactéries constatées dans les urines de ces derniers malades présentaient les mêmes caractères morphologiques que les bactéries découvertes après maints examens dans le sang et dans toutes les humeurs pathologiques, à l'exception des liquides des sudamina.

Sur les 21 typhiques atteints de néphrite infectieuse, 9 ont succombé, et sur ces 9, toutes les fois que l'autopsie a été faite, elle a révélé la présence de bactéries bacillaires dans le tissu rénal et démontré les lésions épithéliales particulières aux néphrites transitoires.

Sans vouloir conclure de cette expérience que l'albumine rétractile soit absolument caractéristique d'une néphrite infectieuse, en même temps qu'elle est caractéristique d'une lésion rénale, M. Bouchard croit que bien des présomptions autorisent à penser que pareille démonstration pourra être donnée dans bien d'autres maladies infectieuses.

De son côté, il a fait de semblables constatations dans bon nombre de ces maladies, en particulier l'érysipèle de la face, constatations qui touchent particulièrement au sujet que nous traitons.

Les idées du professeur de Paris ont été, de la part de MM. Cazeneuve et Lépine, de Lyon, l'objet d'une critique (Gazette médicale, 1880). Ces deux savants ont contesté la valeur séméiologique de l'albumine rétractile, en prétendant que la rétractilité ou la non-rétractilité de l'albumine tenait surtout au milieu chimique dans lequel elle se trouvait. Pour eux, on peut rendre à volonté une albumine rétractile ou non rétractile en modifiant le milieu minéral qui contient l'albumine. Dans une urine albumineuse alcaline, on produirait la rétractilité de l'albumine en rendant à l'urine son acescence ; pour cela il suffit d'ajouter quelques gouttes d'acide acétique ; inversement, dans une urine acide, on empêcherait la rétractilité de l'albumine en saturant l'acidité du liquide par l'addition d'une solution de potasse. MM. Lépine et Cazeneuve donnent de ces faits une théorie qu'il serait trop long de rapporter ici. Quoi qu'il en soit de cette théorie, différents auteurs, parmi lesquels le Dr Petit (thèse, Lyon, 1881), affirment que, lorsqu'ils ont voulu répéter les expériences de ces deux savants, ils n'ont jamais obtenu de résultat net et immédiat. Ce n'est qu'après une série de chauffages qu'ils arrivaient à modifier les propriétés de l'albumine, et, sans contester les résultats obtenus par les expérimentateurs, ils se demandent si, par ces opérations successives, on n'arrive pas à avoir affaire à un liquide profondément modifié et différent de l'urine au moment de l'émission.

Quoi qu'il en soit, un fait est acquis, selon nous : c'est que, toutes les expériences étant faites dans les mêmes conditions, certaines urines se rétractent, certaines ne se rétractent pas.

Voici comment nous avons opéré constamment. Notre manière de faire n'est différente, d'ailleurs, en aucun point de celle du professeur Bouchard, de qui nous la tenons.

Nous versons dans un tube un tiers environ de sa capacité d'urine, nous ajoutons quelques gouttes d'acide acétique, afin d'avoir constamment un milieu acide. Puis nous versons goutte à goutte le réactif de Tanret ou l'acide picrique, jusqu'à ce que nous ayons obtenu la coagulation. Cela étant fait, nous portons immédiatement le tout à l'ébullition.

Dans toutes les expériences que nous avons faites, nous avons opéré de semblable façon : même quantité d'urine, même milieu acide, même quantité d'un acide de composition invariable, le tout porté chaque fois à une même température,

Et cependant, toutes choses étant incontestablement égales d'ailleurs, tantôt l'urine a présenté la rétraction, tantôt elle est restée simplement louche. Quelquefois ce louche ne se rétractait qu'avec le refroidissement du liquide, mais souvent nous avons pu garder des albumines précipitées pendant huit jours consécutifs, sans y observer jamais la moindre trace de rétraction.

Nous sommes donc bien obligés de conclure que les variations dans les caractères physiques de nos albumines tenaient à autre chose qu'aux manipulations ou qu'aux milieux dans lesquels nous opérions.

Quelles sont maintenant les variétés d'albumine que nous avons rencontrées dans nos expériences sur les urines des érysipélateux? A de très rares exceptions près, l'albumine était rétractile. Dans deux cas (observations IV, X), l'albumine nous a paru, le premier jour, non rétractile. Peut-être n'y avait-il là qu'une fausse apparence et les grains étaient-ils peut-être trop fins pour que puissions les apercevoir? Peut-être aussi l'albumine était-elle réellement non rétractile, hypothèse qui n'est pas inadmissible. En tout cas le fait n'a duré qu'un jour; le lendemain la rétractilité apparaissait aussi nettement que possible.

Les variations de la rétractilité ont été extrêmement multipliées. Tantôt les grains étaient à peine perceptibles, tantôt ils avaient un volume énorme; entre ces deux limites extrêmes nous avons observé toutes les grosseurs, non seulement chez des malades différents, mais chez le même malade, du jour au lendemain.

Nous ne croyons pas que la grosseur des grains ait une grande importance séméiologique, ni qu'elle soit en rapport avec l'âge de la néphrite. Ce que nous pouvons conclure de nos observations, c'est que le degré de rétractilité a été généralement en rapport avec le chiffre de l'albumine. Plus ce chiffre a été élevé, plus la rétractilité a été évidente.

Mais, nous le répétons, ces détails d'expérience ne nous semblent pas devoir fixer plus longtemps l'attention, du moins, jusqu'à expériences plus concluantes. Ce qui mérite plus de nous occuper, c'est la relation constante que nous avons trouvée entre la présence de l'albumine rétractile et celle des dépouilles rénales dans les urines, indices certains de lésions des reins, chaque fois que nous avons fait l'examen microscopique des urines. Ce fait nous a permis de vérifier une fois de plus l'affirmation du professeur Bouchard, à savoir que la rétractilité est souvent en rapport avec les lésions du rein. Ce fait nous a permis de plus de conclure que l'albuminurie érysipélateuse dépendait d'une néphrite nettement caractérisée.

Voici les faits, tels qu'ils sont décrits dans nos observations.

Nous avons trouvé à peu près constamment des cellules épithéliales, en quantité variable. Ces cellules avaient, pour la plupart, conservé leur forme. Les unes ne semblaient nullement altérées, d'autres l'étaient profondément, et présentaient des signes très nets de dégénérescence granulo-graisseuse. En tout cas, desquamation épithéliale des canalicules du rein.

Nous avons observé en outre des cylindres de toutes sortes : cylindres hyalins, cylindres granuleux, en quantité également variable. Tantôt ces cylindres représentaient exactement le moule des canaux du rein; tantôt ces cylindres ne représentaient que la lumière du canalicule.

Souvent nous avons trouvé à l'intérieur de ces cylindres des organismes sur la description desquels nous reviendrons dans un instant.

La présence, en grand nombre, de ces cylindres dans l'urine, coïncidait, comme dans toutes les néphrites, avec la plus grande intensité de l'albuminurie. Ces éléments, ainsi que les cellules épithéliales, décroissaient d'ailleurs en nombre avec le chiffre de l'albumine et par conséquent avec la maladie.

Dans certains cas, nous avons pu observer des traces évidentes de sang, des globules sanguins, intégralement conservés ou déformés, enfin des globules blancs. Nous n'avons pas eu l'occasion d'observer du pus.

Tels sont les signes microscopiques des néphrites que nous avons observées au cours de nos érysipèles, et que nous croyons devoir se rencontrer dans tous les cas de néphrite érysipélateuse. La quantité de ces dépouilles rénales, variant évidemment avec l'intensité de l'albuminurie, on peut concevoir que cette dernière soit assez peu intense pour qu'il n'y ait pas de dégradation du rein. Dans ces cas, nous pensons qu'on devra se livrer, comme nous l'avons fait, à la recherche des organismes, et nous sommes persuadé que presque toujours on constatera leur présence.

Dans tous les cas où nous avons examiné les urines au microscope, nous avons rencontré les organismes suivants. Notons, en passant, que constamment les albumines ont été rétractiles.

Des bactéries sphériques immobiles, isolées ou réunies en chapelets de deux ou trois grains en quantité souvent colossale. Dans chaque cas particulier les organismes ont été trouvés identiques à eux-mêmes pendant toute la durée de la maladie; de plus, les organismes trouvés chez des malades différents ont présenté les mêmes caractères morphologiques.

Le nombre des bactéries s'est constamment accru avec le chiffre de l'albumine, et a décru de même avec ce dernier; fait très important qui nous permet de conclure d'un rapport de cause à effet entre les variations de nombre de ces différents éléments.

Chaque fois qu'il nous a été permis d'examiner le sang et le liquide des phlyctènes, nous avons pu y constater la présence des mêmes bactéries que dans l'urine. La conclusion à tirer de ce concours de circonstances s'impose : les bactéries de l'urine viennent du sang en passant par les reins, où elles déterminent par leur présence les lésions que nous avons décrites.

Tels sont les résultats de nos recherches sur la symptomatologie de la néphrite érysipélateuse.

Pour nous résumer, disons que les symptômes du début sont peu appréciables, qu'ils se confondent avec ceux de la maladie générale, et qu'il faut les rechercher pour les reconnaître. Les véritables symptômes seront fournis par l'examen des urines qui feront reconnaître une quantité variable d'albumine presque toujours rétractile. Le microscope y fera découvrir des éléments, résultant de la dépouille du rein ainsi que des produits de l'inflammation de ce dernier.

Enfin, nous croyons que le plus souvent on y découvrira des organismes sphériques, isolés ou agglomérés, semblables à ceux que l'on observera dans le sang ou dans la sérosité des phlyctènes.

Tels sont les symptômes les plus importants de la néphrite érysipélateuse dans sa période d'état. Ils sont tous fournis par l'examen des urines. D'autres phénomènes viennent souvent compliquer la scène pathologique. Ceux-ci sont surtout en rapport avec la marche de la maladie. Ils dépendent tous de la néphrite et de l'intensité des lésions rénales. Nous avons pensé qu'il valait mieux rejeter leur description au chapitre suivant.

MARCHE. — DURÉE. — TERMINAISON.

Les allures que prennent les néphrites érysipélateuses sont très variables suivant les cas et dépendent d'une foule de circonstances.

Ces circonstances sont : le degré d'infection, le plus ou moins d'intensité des lésions des reins, l'état général antérieur du malade.

Si les décharges bactériennes qui s'effectuent du côté des reins sont considérables, et ce fait est évidemment en rapport avec le degré d'infection du sang, nul doute que la néphrite ne présente une gravité plus grande que dans les autres cas, et que sa marche ne soit ainsi profondément modifiée.

Si les reins sont très gravement altérés dans leur constitution histologique, il est évident que la réparation sera plus longue à se faire ; ici encore, la marche de la maladie sera modifiée ; il est possible en effet que ces lésions rénales ne guérissent pas du tout et que le rein devienne chroniquement malade.

Enfin, même remarque sera faite au sujet de l'état antérieur du malade. Si, en effet, les reins étaient déjà malades, lors de la nouvelle poussée de néphrite, nul doute que la marche de la nouvelle maladie ne soit singulièrement changée par cet état antérieur. De même pour un sujet dont l'économie, déjà débilitée, n'aura aucune tendance à réparer les dommages nouveaux qu'une maladie intercurrente aura surajoutés à ceux causés par la constitution préexistente.

Ces simples considérations rendent suffisamment compte des diversités que présentent les néphrites érysipélateuses dans leur marche.

Dans les cas que nous avons observés, la néphrite est arrivée rapidement à son apogée. Quelques jours ont suffi la plupart du temps pour que le chiffre de l'albumine ait atteint son maximum. Pour plus de précision prenons des chiffres.

Obs.	I.	Maximum au	4e	jour.
Obs.	II.	—	2e	—
Obs.	III.	—	4e	—
Obs.	IV.	—	8e	—
Obs.	V.	—	4e	—
Obs.	VI.	—	3e	—

Obs. VII. Maximum au 6e —
Obs. VIII. — 5e —
Obs. IX. — 2e —
Obs. X. — 2e —

Dans un cas (obs. V) nous avons eu une rechute. La première poussée s'est terminée au bout de dix jours. La seconde a atteint son maximum au bout de douze jours. En examinant de plus près ces chiffres, on voit que dans onze cas (en y joignant la rechute) la date la plus rapprochée du début de la néphrite, à laquelle l'albuminurie a atteint son chiffre maximum, a été le deuxième jour; la date la plus éloignée a été le douzième jour. Il est bien difficile de conclure de quelques cas particuliers à la généralité des cas; toutefois, nous pensons ne pas trop nous éloigner de la vérité, en disant que, dans une néphrite érysipélateuse, l'albuminurie atteint son maximum d'intensité avant l'expiration du deuxième septénaire.

On voit donc que cette forme de néphrite a une marche assez rapide. Cette marche est en outre continue et à peu près régulière. On voit, en effet, rarement apparaître dans l'urine une quantité considérable d'albumine, alors que la veille l'urine était absolument indemne. Ordinairement, le chiffre de l'albumine suit une progression ascendante régulière; chaque jour amène son nouveau contingent d'albumine, qu'il ajoute à celui de la veille, jusqu'à ce que le maximum soit atteint.

Les symptômes observés pendant cette ascension continue varient avec la quantité d'albumine qui se surajoute à la précédente dans l'unité de temps, c'est-à-dire avec le degré des lésions rénales. Si les poussées successives sont très intenses, et si en peu de jours une quantité énorme d'albumine s'est accumulée dans les urines, on peut voir survenir des troubles dus à la rétention des matières excrémentitielles, à l'urémie. Nous reviendrons sur ces troubles dans un instant. Mais, le plus souvent, les lésions rénales ne suffisent pas pour déterminer des phénomènes urémiques.

Une proportion relativement faible d'albumine dans les urines est compatible, du moins pour un certain temps, avec le fonctionnement de l'organisme. Aussi, dans la plupart des cas, les seuls signes de néphrite ne sont-ils fournis, pendant toute la durée de la maladie, que par l'examen des urines.

Dès que l'albuminurie est arrivée à son maximum d'intensité, plusieurs cas peuvent se présenter : ou bien la quantité d'albumine excrétée est très considérable, alors les signes d'urémie ne tardent pas à se montrer. Ici le cas est grave ; la terminaison peut être fatale, comme aussi la guérison peut encore survenir. Ou bien la quantité d'albumine excrétée est moyenne : alors, dans certains cas, l'albuminurie décroît progressivement jusqu'à ce qu'elle cesse complètement : c'est la *restitutio ad integrum ;* dans d'autres cas, les lésions rénales deviennent chroniques ; l'albuminurie est chronique aussi, les malades sont désormais brightiques.

Nous n'avons pas à examiner les différents modes de terminaison de ce dernier cas.

Lorsque la terminaison doit être favorable, on voit alors l'albumine disparaître peu a peu des urines ; les dépouilles rénales et les organismes disparaissent aussi.

Dressons un tableau des époques de terminaison des différents cas que nous avons observés, comme nous l'avons fait pour l'époque d'apparition.

Obs.	I.	Terminaison le	10ᵉ	jour.
Obs.	II.	—	18ᵉ	—
Obs.	III.	—	24ᵉ	—
Obs.	IV.	—	16ᵉ	—
Obs.	V.	—	10ᵉ	—
Obs.	V. (Rechute.)	—	25ᵉ	—
Obs.	VI.	—	9ᵉ	—
Obs.	VII.	—	25ᵉ	—
Obs.	VIII.	—	14ᵉ	—
Obs.	IX.	—	16ᵉ	—
Obs.	X.	—	12ᵉ	—

Les dates des terminaisons dans nos onze cas sont comprises entre le neuvième jour et le vingt-cinquième, d'où nous pouvons conclure approximativement qu'une néphrite érysipélateuse, quand elle doit se terminer favorablement, s'éteint vers la fin du quatrième septénaire. Il est bien certain que ce chiffre n'est qu'approximatif. Il est évident qu'une albuminurie qui durerait un ou deux septénaires de plus pourrait encore guérir complètement, mais nous croyons que, passé cette époque, la néphrite a de grandes chances pour devenir chronique.

Imbert-Gourbeyre, dans un travail qu'il fit paraître dans la *Gazette médicale*, en 1857, dit : « Il n'existe pas une seule observation d'anasarque érysipélateuse ayant passé à l'état d'albuminurie chronique. Il existe donc, pour l'anasarque érysipélateuse en particulier un pronostic favorable. »

L'opinion de cet auteur, jointe à l'observation des

faits de guérison en apparence rapide, peut paraître absolument vraisemblable, surtout si l'on se rappelle que les troubles urinaires n'ont jamais été bien recherchés dans les érysipèles, que les malades ne font ordinairement qu'un court séjour à l'hôpital, et qu'ils échappent ainsi à une plus longue observation ; enfin, si l'on pense que l'on recherche rarement dans les antécédents d'un brightique, l'érysipèle comme cause possible de lésions rénales. Nous pensons que des investigations, dirigées ultérieurement dans ce sens, fourniront des données propres à résoudre la question.

Il est d'ailleurs logique de penser, en raison surtout de l'extrême fréquence des récidives de l'érysipèle chez un même sujet, que les mêmes lésions rénales se reproduisent chaque fois avec les mêmes caractères.

Comment pourrait-on penser que, dans de semblables conditions, la *restitutio ad integrum* du parenchyme rénal se fasse toujours aussi complétement après une troisième récidive qu'après une première atteinte ? Sans vouloir soutenir que la néphrite infectieuse de l'érysipèle laisse forcément et à tout coup des traces indélébiles de son passage, nous pensons que le fait est possible et qu'on devra dans l'avenir en chercher ou la démonstration ou la réfutation.

On sait qu'un premier érysipèle de la face crée en quelque sorte une disposition à en acquérir d'autres ; les exemples de retour périodique de l'érysipèle ne sont pas rares. Il est même beaucoup plus rare de ne rencontrer qu'un seul érysipèle dans les antécédents d'un sujet déjà une fois contaminé, et ayant passé l'âge moyen de la vie. Nous pensons qu'une semblable disposition doit exister pour les reins, et qu'un rein qui a déjà été malade est plus susceptible qu'un rein dont l'intégrité a toujours été parfaite. De là à concevoir qu'après un certain nombre d'atteintes de ce genre les reins d'un érysipélateux puissent devenir chroniquement malades, il n'y a pas loin.

Cette idée nous semble appuyée par les examens microscopiques des urines que nous avons faits. Ces examens nous ont révélé des lésions du rein souvent très considérables. Il ne nous paraît guère possible qu'il ne reste aucune trace de ces lésions.

Le résumé suivant d'une observation empruntée à la thèse du Dr Thoinnet (1859) nous montre un exemple d'une néphrite érysipélateuse devenue chronique.

Observation XIII (résumée).

Erysipèle consécutif à un vésicatoire de la jambe, stries rougeâtres de lymphangite. Bubons à l'aine, suppuration. Aspect typhoïde, le thermomètre monte jusqu'à 41°. Délire. Huit jours après, amélioration. Bouffissure de la face; albumine en grande quantité dans les urines; généralisation de l'œdème au bout de quelques jours. L'œdème varie de place d'un jour à l'autre. Pas de douleur rénale. Urines augmentées, pâles, décolorées; elles restent albumineuses jusqu'à la sortie du malade. Le malade est revu six mois après; il est toujours albuminurique.

Nous avons examiné deux modes de terminaison de la néphrite : la guérison et l'état chronique. La guérison est heureusement la plus fréquente. Mais si, dans la majorité des cas, la néphrite érysipélateuse a une issue favorable, il n'en est pas toujours ainsi, et n'y eût-il qu'une seule observation de mort au cours d'une semblable complication, ce seul cas suffit, à notre avis, pour fixer désormais l'attention sur les complications rénales de l'érysipèle, et pour justifier l'importance que nous leur avons attribuée. Assez gé-généralement, on n'attache pas une grande importance à l'apparition de l'albumine dans les urines d'un érysipélateux. C'est à tort, croyons-nous, sachant surtout combien les affections rénales sont graves et peuvent compliquer le pronostic d'une maladie d'une étrange façon. Nous avons pu réunir deux cas où la néphrite a donné lieu à des symptômes d'urémie extrêmement graves. Dans un cas la malade a heureusement guéri ; dans l'autre, le malade a succombé.

L'une de ces observations a été rapportée à la page 24 (obs. V). Elle présente un haut intérêt et nous allons y revenir. L'autre, que nous empruntons à la thèse du docteur Revouy (1876), va être rapportée dans un instant.

Ces deux observations démontrent péremptoirement que les troubles urinaires dans l'érysipèle peuvent être très graves, et qu'il faut, dans tous les cas, apporter une grande attention à l'examen des urines.

Observation XIV (Résumée).

Gay, soldat au 29e de ligne, entre à l'hôpital Saint-Martin, le 23 mars 1869.

Erysipèle occupant la plus grande partie de la face. Phlyctènes en assez grand nombre. Erysipèle envahissant successivement le cou et le dos, l'épaule droite, le bras, puis le coude droits. Apyrexie. L'érysipèle descend jusqu'au bas du dos, et envahit l'avant-bras jusqu'au poignet. Seize jours après l'entrée à l'hôpital, l'érysipèle s'arrête. Albuminurie, œdème des membres inférieurs, vomissement. Apyrexie. Successivement, épanchement dans les plèvres et dans l'abdomen. La quantité des urines diminue de jour en jour pendant que l'albuminurie augmente. Six jours après son apparition, coma, pas de mouvements convulsifs; l'agonie commence le lendemain : dyspnée, pouls petit, température basse, augmentation de l'anasarque. Mort le lendemain, sept jours après le début des troubles urinaires.

Il n'est guère besoin de commenter ces deux observations pour en montrer l'importance au point de vue du pronostic. Terminons maintenant, en peu de mots, et en nous aidant de ces deux observations, l'histoire des symptômes de la néphrite érysipélateuse. Ces symptômes sont ceux de l'urémie et du mal de Bright. On voit que les formes nerveuses de l'urémie peuvent très bien s'observer au cours de l'érysipèle. Dans un cas, nous voyons la forme éclamptique, avec convulsions toniques et cloniques des mieux caractérisées (obs. V); dans l'autre, nous voyons la forme comateuse (obs. XIV).

Les autres signes de l'urémie s'observent enfin : ce sont les vomissements, les troubles oculaires pouvant aller jusqu'à l'amblyopie complète. Les autres symptômes observés sont ceux de l'albuminerie intense : anasarque généralisée, hydrothorax, ascite, etc.

Un mot encore, et nous aurons fini avec la symptomatologie de la néphrite érysipélateuse.

A part les cas où cette complication se termine par la mort ou par l'état chronique, nous voyons, d'après le tableau des époques de terminaison que nous avons dressé, que la durée de la néphrite n'a pas excédé vingt-cinq jours. Nous croyons, en effet, être assez exact en fixant à vingt-cinq ou trente jours la durée maxima des néphrites érysipélateuses qui doivent guérir.

PRONOSTIC.

Dès que l'albuminerie apparaîtra dans les urines d'un érysipélateux, il faudra songer immédiatement aux complications possibles des néphrites. Le pronostic sera porté surtout d'après l'examen microscopique des urines, et d'après la quantité d'albumine excrétée en vingt-quatre heures. Si le microscope révèle des déchets rénaux en quantité considérable, le pronostic sera réservé, car il est évident qu'ici les lésions du rein sont très graves. Il en sera de même du chiffre de l'albumine.

Le pronostic sera également très réservé si la quantité d'albumine s'accroît très rapidement et en très peu de jours. Il faut craindre alors les troubles urémiques à brève échéance. Dès que ceux-ci apparaissent, le pronostic est des plus graves, bien qu'il ne soit pas absolument désespéré.

Si l'examen de l'urine ne révèle pas des lésions considérables, le pronostic prochain est bénin ; il est à peu près certain que la terminaison fatale sera évitée. Mais il n'en est pas de même de la destinée des lésions rénales. Deviendront-elles chroniques, ou bien la guérison sera-t-elle complète ? On craindra l'état chronique quand l'organisme du malade sera appauvri, soit par une mauvaise constitution, soit par des diathèses, soit enfin par une maladie grave antérieure. Le pronostic sera réservé enfin si le malade n'en est pas depuis longtemps à son premier érysipèle.

Si aucune de ces circonstances ne se trouve réalisée, on pourra presque assurer la guérison complète.

CONCLUSIONS.

1. L'albuminurie, dans l'érysipèle de la face, existe plus souvent qu'on ne le croit; elle est fréquemment rétractile.

2. Elle est très souvent symptomatique d'une néphrite infectieuse.

3. Quand cette néphrite existe, on trouve dans les urines des érysipélateux les signes les plus nets des lésions rénales (cylindres, déchets épithéliaux, globules du sang).

4. On y trouve de plus, pendant toute la durée de l'albuminurie, des organismes, bactéries, sphériques, isolés ou agglomérés.

5. Ces organismes sont les mêmes qu'on retrouve dans la sérosité des phlyctènes et dans le sang des malades.

6. Les symptômes de cette néphrite infectieuse résident presque exclusivement dans les urines : c'est donc une complication à rechercher.

7. Cette complication peut être très grave et entraîner la mort par urémie, souvent à courte échéance.

8. Sa durée ne dépasse pas quatre à cinq septénaires, à moins qu'elle ne se termine par l'etat chronique ou la mort.

9. Les lésions que l'on trouve à l'autopsie du côté des reins sont celles des néphrites mixtes et celles produites par la dégénérescence granulo-graisseuse.

10. Cette néphrite est due au passage des organismes contenus dans le sang à travers le filtre rénal.

L'albuminurie n'est pas due à l'hyperthermie, ni à la lésion cutanée.

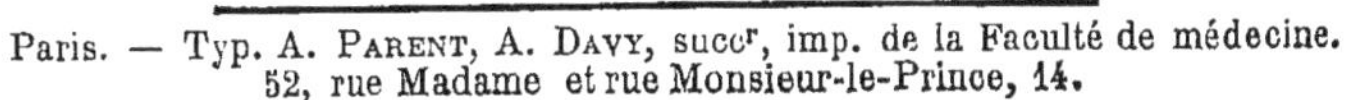

Paris. — Typ. A. PARENT, A. DAVY, succr, imp. de la Faculté de médecine.
52, rue Madame et rue Monsieur-le-Prince, 14.

EN VENTE A LA MÊME LIBRAIRIE

CADIAT, professeur agrégé. — **Leçons d'anatomie générale.** 1 vol. lithographié de 1,000 pages avec figures coloriées et nombreuses dans le texte. 1870. .... 10 »

DARWIN. **Origine des espèces au moyen de la sélection naturelle ou la lutte pour l'existence dans la nature.** 1 vol. 800 pages, in-8. .... 8 »

— **Descendance de l'homme et la sélection sexuelle.** 3e édit. 1 vol. 1,000 pages. 12 50

— **De la variation des animaux et des plantes à l'état domestique.** 2e édit., préface de Carl. Vogt. 2 vol. avec 43 gravures sur bois. .... 20 »

— **Les plantes insectivores.** 1 vol. 900 pages, in-8. .... 10 »

— **Expression des émotions chez l'homme et les animaux.** 9e édit. 1 vol. in-8, 600 pages .... 10 »

— **Voyage d'un naturaliste autour du monde,** fait à bord du navire *Beagle*, de 1831 à 1836. 1 vol. cart. 1,000 pages. 10 »

— **Des effets de la fécondation croisée et directe dans le règne végétal.** 1 vol. in-8. .... 10 »

— **Des différentes formes de fleurs dans les plantes de la même espèce.** 1 vol. in-8. .... 8 »

FORT, professeur libre. **Centre nerveux.** 1 vol. in-4 avec nombreuses figures (*épuisé*). .... 15 »

HAECKEL. **Histoire de la création des êtres organisés** d'après les lois naturelles. 2e édition. 1 vol in-8, avec 15 planches, 18 gravures sur bois, 18 tableaux généalogiques. .... 15 »

— **Anthropologie ou histoire de l'évolution humaine,** leçons familières sur les principes de l'embryologie et de la philogénie humaines, 2e édit. avec 210 gravures et 36 tableaux. 1 vol. cartonné, 1,500 pages. .... 15 »

LUBOCK. **L'homme préhistorique,** 1 beau vol avec 256 figures intercalées dans le texte. 2e édit. 1876, broché. .... 15 »

— **Les origines de la civilisation, état primitif de l'homme et mœurs des sauvages,** 1 beau volume in-8, 2e édition. 1877, broché. .... 15 »

VAN-TIEGHEN, **traité de botanique.** 1 vol. grand in-8 de 1450 pages avec 800 gravures dans le texte. 1883. .... 30 »

VOGT. **Leçons sur l'homme et sa place dans la création et dans l'histoire de la terre.** 2e édit. 1 vol. in-8. .... 10 »

Indépendamment des livres de médecine dont elle a fait sa spécialité, la librairie **OLLIER-HENRY** *peut fournir, et avec un fort rabais, tous autres ouvrages publiés à Paris.*

COMMISSION POUR DES INSTRUMENTS DE CHIRURGIE DE 10 A 15 0/0 DE REMISE.

Reliures en tous genres livrées en huit jours.

Le Catalogue sera remis à toute personne qui en fera la demande.

Paris. — A. PARENT, imprimeur de la Faculté de médecine, A. DAVY, successeur, 52, rue Madame et rue Monsieur-le-Prince, 14.

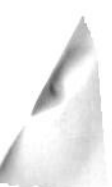

www.ingramcontent.com/pod-product-compliance
Ingram Content Group UK Ltd.
Pitfield, Milton Keynes, MK11 3LW, UK
UKHW020938180726
13838UKWH00003B/1018

9 782329 116648